JN103427

トレーニング

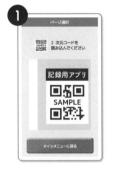

トレーニングするページの
2次元コードを読み取ります。

「開始」ボタンをタップすると、
時間計測が始まります。

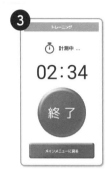

「終了」ボタンをタップします。

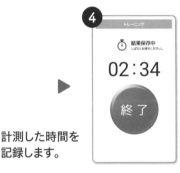

計測した時間を
記録します。

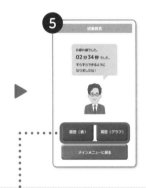

川島先生の
激励メッセージが
流れます。

履歴（表・グラフ）

〈 表 〉　　〈 グラフ 〉

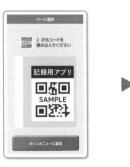

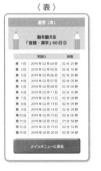

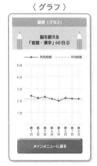

トレーニングページの2次元コード
を読み取ると、確認できます。

表は縦スクロールで最大
60日分まで表示されます。

グラフは横スクロールで
最大60日分まで表示され
ます。

どのページの2次元コードを
読み取っても、最新の履歴を見ることが
できます。

同じページを実施すると、記録は上書きされます。

メインメニューに戻る ボタンをタップすると、メインメニュー画面に戻ります。

※トレーニング終了後は、通常の操作でスマホのホーム画面に戻ります。

目次

別冊 別冊は本文の最終ページにのりづけされていますので、ていねいにはがしてお使い下さい。

本書の使い方

❶ 「はじめに」を読む

▶

❷ 別冊の「トレーニングを始める前の前頭葉機能チェック」を行う

▶

❸ 第1日から1日に1枚ずつ、表の音読と、裏の漢字書き取りを行う

▶

❹ その週の前頭葉機能検査を行う

▶

❺ 巻末のグラフに記録を記入する

▶

❻ ❸〜❺と同じことを繰り返す

「Ⅰカウンティングテスト」「Ⅱ単語記憶テスト」
「Ⅲストループテスト」

はじめに

東北大学教授　川島隆太

▌何のための本？

　脳を鍛える大人のドリルシリーズが出版されて15年以上の月日が経ちました。この間、脳に関するさまざまな知識や情報が増えましたが、このシリーズの意図するところは依然として陳腐化していません。

　わが国は超高齢社会に入ってきており、これからどんどん高齢者の人口が増えてくる一方、総人口は減るという現実に向き合わなければなりません。高齢化社会の中で社会全般を明るく保つためには、一人ひとり、個人が何歳であっても活き活きと前を向いて生きていられることが大前提となってきます。では、一人ひとりが活き活きと生きるということは、どうすれば達成できるでしょうか。これは心身が健康であることに尽きます。体の健康ということに関しては、毎日の運動習慣をもつことによって、ある程度維持できることは皆さんもご存知のことと思います。一方、脳の健康に関してはどうでしょうか。私は、脳を鍛える大人のドリルシリーズを通して、「脳をきちんと毎日使うことで、脳の健康も維持できる」ということを主張し、いろいろな研究で証明してきました。ですので、これからの超高齢社会の中で、ますます自分自身の脳を鍛えて、一人ひとりが活き活きと生きていくことが大事になってきた、そういう時代だからこそ、もっともっと脳の健康に関する活動を大事にしていってもらいたいと考えています。

　私は、後述する「前頭前野（ぜんとうぜんや）」の機能の低下が、健康な生活を維持するために特に大きな問題になると考えました。大人のドリルシリーズは、日々の生活の中であえて、より積極的に脳を使い、脳の健康を維持・向上するために作られています。毎日、短い時間で結構ですので、集中してトレーニングを行ってみてください。皆さんの脳の「基礎体力」が向上し、より人生を楽しむことができるようになることを確信しています。

次のような自覚がある大人の方

- ☐ 物忘れが多くなってきた
- ☐ 人の名前や漢字が思い出せないことが多くなってきた
- ☐ 言いたいことが、なかなか言葉に出せないことが多くなってきた

次の人たちにもお薦めです

- ☐ 創造力・論理的思考力を高めたい
- ☐ 記憶力・注意力を高めたい
- ☐ コミュニケーション能力を高めたい
- ☐ 自制心・集中力を高めたい
- ☐ ボケたくない

脳の健康法とは？

体の健康を保つためには、①運動をする習慣、②バランスのとれた食事、③十分な睡眠が必要です。同じように脳の健康を保つためにも、①脳を使う習慣、②バランスのとれた食事、③十分な睡眠が必要なのです。「バランスのとれた食事」と「十分な睡眠」は皆さんの責任で管理していってください。この本は、皆さんに「脳を使う習慣」をつけてもらうためのものです。

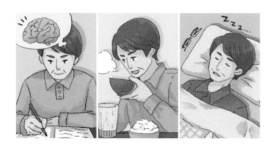

生活の中で前頭前野を活発に働かせる3原則

最も高次の脳機能を司っている前頭前野（注1）を、生活の中で活発に働かせるための原則を、脳機能イメージング装置（注2）を用いた脳科学研究成果から見つけ出しました。

● 読み・書き・計算をすること
● 他者とコミュニケーションをすること
● 手指を使って何かを作ること

読み・書き・計算は、前頭前野を活発に働かせるだけでなく、毎日、短時間、集中して行うことで、脳機能を向上させる効果があることが証明されています。子どもたちは、学校の勉強で読み・書き・計算をすることができますが、大人が生活の中でこれらを行うことは、現代社会ではあまりありません。そこで、この本のようなドリルが役に立ちます。

他者とのコミュニケーションでは、会話をすることでも、前頭前野が活発に働くことがわかりました。目と目を合わせて話をすると、より活発に働きます。しかし、電話を使うと、あまり働きません。直接、人と会って、話をすることが重要なのです。また、

（注1）人間の大脳について

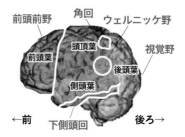

人間の大脳は、前頭葉・頭頂葉・側頭葉・後頭葉の 4 つの部分に分かれている。前頭葉は運動の脳、頭頂葉は触覚の脳、側頭葉は聴覚の脳、後頭葉は視覚の脳といったように、それぞれの部分は異なった機能を持っている。前頭葉の大部分を占める前頭前野は、人間だけが特別に発達している部分であり、創造力、記憶力、コミュニケーション力、自制力などの源泉である。

（注2）脳機能イメージング装置

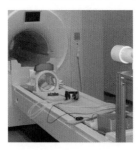

人間の脳の働きを脳や体に害を与えることなく画像化する装置。磁気を用いた機能的MRIや近赤外光を用いた光トポグラフィーなどがある。

遊びや旅行などでも、前頭前野は活発に働きます。

手指を使って何かを作ることでは、具体的には、料理を作る、楽器の演奏をする、絵を描く、字を書く、手芸や裁縫をする、工作をするなどがあります。クルミを手の中でグルグル回したり、両手の指先をそわせて回したりといった、無目的な指先の運動では前頭前野はまったく働きませんので、これはトレーニングにはなりません。何かを作るという目的が、人間の前頭前野を働かせるために重要なのです。

これらの工夫を、生活の中にたくさん取り入れて、脳をたくさん使う生活を心がけてください。一般的に、「楽で便利」では、前頭前野はあまり働きません。めんどう、ちょっと大変なくらいが、脳をたくさん働かせるにはちょうど良いのです。

すらすら音読をすることが 脳に効果的なのです！

本書のトレーニングは、近現代の名作の音読と、中学校までに学習する漢字の書き取りです。音読と漢字の書き取りで前頭前野を活性化させます。読む作品は、川端康成や志賀直哉から、河合隼雄、安部龍太郎、小川洋子など、歴史的名作や現代の人気作品を厳選して収録しています。

健康な成人が、このドリルと同じ問題を解いているときの前頭前野の働きを、光トポグラフィーによって調べてみました（下の写真）。左右の大脳半球の前頭前野が活性化していることがわかります。このドリルの問題を解くことで、皆さんの前頭前野が活発に働くことが科学的に証明されています。

近現代の名作を音読しているとき

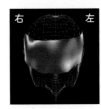
右 左

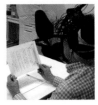

光トポグラフィーで調べている様子

脳を鍛えるとは？

脳の機能のうち、年齢とともに唯一向上するのが知識（語彙）の脳の部分だけで、それ以外の前頭前野の機能も20歳をピークに直線的に低下していくことがわかっています。

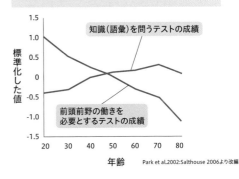

脳の機能は加齢と共に低下する？

知識（語彙）を問うテストの成績

前頭前野の働きを必要とするテストの成績

標準化した値

年齢

Park et al.2002:Salthouse 2006より改編

しかし、脳を鍛えることにより、前頭前野の機能の低下を防ぎ、活発に働くようにすることができます。私たちは、次の２つのことに注目して研究をしています。

① 「認知速度」のトレーニング

1つ目は「認知速度」つまり、頭の回転速度、情報処理の速度をあげるためのトレーニングです。読み書き計算という基本的な記号を操作するという作業を、できるだけ速く行うことがこのトレーニングの肝です。これを行うと、頭の回転速度が速くなるということが、老若男女で証明されているだけではなく、その他に「転移の効果」といって、トレーニングとは関係のない能力もあがることがわかっています。その中の代表的なものとして、「記憶力」や「注意能力」があります。たとえば、計算問題をすばやく解くことによって、実は記憶力がよくなることがわかっています。

「記憶力が良くなる」ということがなぜ起こるのかを調べるために、脳のMRIの装置を使って人間の脳の体積の変化を、トレーニングの前後で調べてみました。すると左の脳を中心に、前頭前野、頭頂葉、側頭葉の3箇所の体積が増えることが証明されました。

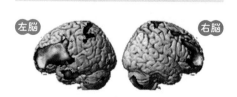

トレーニングによって大脳皮質の体積が増加した領域

左脳　右脳

体積が増えている領域というのは、まさに記憶の領域であり、注意の領域に

なります。ですから、一生懸命速く解く・読むというトレーニングをすることによって、実際に脳は鍛えられ、「記憶力」や「注意能力」などが向上するのです。

② 「作動記憶」のトレーニング

2つ目は「作動記憶」つまり、ワーキングメモリーと呼ばれている記憶力のトレーニングです。私たちは記憶できる容量、つまり記憶力をあげるトレーニングも提案してきました。これは、紙と鉛筆で行うのは難しいところがあり、このシリーズのようなドリルの形式ではなかなか十分にはできません。しかし、たとえば、このドリルの中で音読や単語記憶をすることは、まさに、記憶できる容量を大きくするためのトレーニングになっています。

▌「Use it or lose it. ▌（使わないと、失ってしまう）」

Use it or lose it. （使わないと、失ってしまう）という考え方は医学で言われていることで、高齢者は普段から運動している（使う）と体は衰えないが、運動しない（使わない）と衰える、ということを意味しています。これは脳にも当てはまり、脳のトレーニングをしている、もしくは日常生活の中でもきちんと前頭前野を使うということが

大事で、前頭前野を使っていないと、lose it（失ってしまう）になってしまうのではないかと考えています。このドリルでトレーニングすることは、まさに、前頭前野が use it（使う）の状態になることを実現しています。

　一方で、たとえば、テレビを見たり、ゲームをしたりしているときは、前頭前野には強い抑制がかかるということがわかっていて、作業はしているけれども、これは lose it（失ってしまう）になってしまうと考えています。だからこそ、このドリルでは、紙と鉛筆のかたちにこだわり、前頭前野を use it（使う）の状態にすることが大きな目的となっています。

　下の脳の画像は、いろいろな作業をしているときの脳の状態を脳機能イメージング装置で測定したものです。赤や黄色になっているところは、脳が働いている場所（脳の中で血液の流れが速いところ）で、赤から黄色になるにしたがってよりたくさん働いています。

　たとえば、「本を黙読しているとき」は、ものを見るときに働く視覚野、漢字の意味がしまわれている下側頭回、言葉の意味がしまわれている角回、そして声を出していないのに耳で聞いた話し言葉を理解するときに働くウェルニッケ野が働いています。また、脳の中で最も程度の高い働きをする前頭前野が、左右の脳で働いています。「本を音読しているとき」を見ると、同じところがより強く大きく働いています。

考えごとをしているときの脳

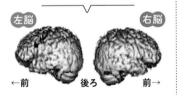

←前　　後ろ　　前→

左脳の前頭葉の前頭前野がわずかに働いています。

テレビを見ているときの脳

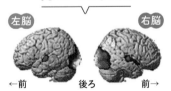

←前　　後ろ　　前→

物を見る後頭葉と音を聞く側頭葉だけが、左右の脳で働いています。

漢字を書いているときの脳

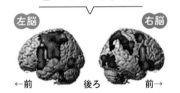

←前　　後ろ　　前→

左右の脳の前頭前野が活発に働いていることがわかります。

本を黙読しているときの脳

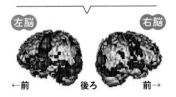

←前　　後ろ　　前→

本を黙読しているときの脳の働きを示しています。前頭前野を含む左右の脳の多くの領域が働いています。

本を音読しているときの脳

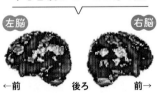

←前　　後ろ　　前→

本を音読しているときの脳の働きを示しています。黙読時よりもさらに多くの場所が左右の脳で働いています。前頭前野は音読スピードが速ければ速いほどたくさん働くこともわかっています。

この本を使った脳のトレーニング方法

1 まずは現在の脳の働き具合をチェック

　巻末の別冊1〜3ページの、3種類の前頭葉機能テストを行い、現在の自分の脳の働き具合をチェックしておきましょう。（検査のやり方は 5 を見て下さい）

2 1日数分間のトレーニングを行います

　トレーニングは継続することが大切です。トレーニングを行う時間は脳が最も活発に働く午前中が理想的です。食事をとってからトレーニングをしないと効果半減です。

　多くの方が、トレーニングを午後や夜に行うと、朝行った場合よりも時間がかかることを経験すると思います。なぜなら、午前中とその他の時間帯では、脳の働き具合が大きく異なるからです。日々のトレーニングによる能力の向上を体感するためには、できるだけ同じ時間に行うことをおすすめします。

3 トレーニングのコツ

　1日に表と裏の1枚を行います。表面では、近現代の名作をできるだけ速く2回音読します。音読開始時刻と音読終了時刻を記入して、所要時間を記録します。読みなれない語句や表現などで、最初は読むのが大変な上、時間

も想像以上にかかるかもしれません。大事なことは、毎回できるだけ速く読むようにすることです。まずは、できるだけ速く読むというトレーニングをして、その後、文章を味わうとよいでしょう。

　裏面では、漢字の書き取りを行います。解答する漢字のほとんどは小学生で学習する漢字ですが、一部中学生で学習する漢字が含まれています。書き取りは表面の短期記憶を試すものではありません。裏面の書き取りは、時間を気にせずに行いましょう。書き取りの解答は、1日後の裏面の左側にあります。たとえば、第5日裏面の書き取りの解答は、第6日裏面の左側です。書き取りをした後に確認しましょう。また、解答の漢字を常用漢字としています。常用漢字外の漢字や旧字体、異体字は解答としていません。

スマホで成果を記録する機能の追加で、トレーニングがさらに楽しく！

　スマホで日々のトレーニング結果を表やグラフで見ることができ、成果が確認しやすくなりました。グラフを見ながら、自分の記録を更新することが継続の励みになります。スマホでトレーニングの所要時間を記録・確認する方法は、巻頭（表紙裏）に記載されています。

4　週末には、脳の働き具合をチェック

　本書は、毎週月〜金曜日の毎日トレーニングを行い、週末の土日のどちらかで前頭葉機能検査を行うように作ってあります。たとえば、土日もトレーニングを行いたい、仕事の都合などで週に3日しかトレーニングできないという方は、5回のトレーニングを行うごとに前頭葉機能検査を行います。そして、前頭葉機能検査の結果を巻末のグラフにつけていくと、脳が若返っていく変化（注3）を自分で確認することができるでしょう。日をあけてトレーニングを行うと効果が見えにくい場合があります。できる限り続けてトレーニングを行いましょう。

（注3）脳の若返り曲線

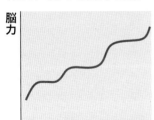

脳の働きは、トレーニング（学習）の最初は比較的良好に向上します。しかし、必ず壁に当たり、検査成績が伸び悩む時期があります。その間もあきらめずにトレーニングを続けると、次のつき抜け期がやってきて、急激に成績が伸びます。検査成績では、伸びが無い壁のような時期があっても、その間に脳は力をためて次の飛躍（ひやく）の準備をしていることを、忘れないでください。

5　5回目ごとの前頭葉機能検査の行い方

　前頭葉機能検査は、トレーニングを始める前に1回（別冊1〜3ページの「トレーニングを始める前の前頭葉機能チェック」）、その後は、トレーニングを5回行うごとに行います。また、どのテストも時間を計るので、秒まで計れる時計やストップウォッチを用意し、家族の方など他の人に時間を計測してもらうようにするといいでしょう。

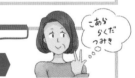

カウンティングテスト

1から120までの数字を声に出して、できるだけ速く順に数えて、その時間を計ります。必ず数字はきちんと発音するようにしましょう。左右の前頭前野の総合的な働きを評価します。また、カウンティングテストは数学の力とも相関していることがわかっています。45秒で中学生レベル、35秒で高校生レベル、25秒を切ると理系の大学生レベルです。目標タイムにして挑戦してみましょう。

単語記憶テスト

表にはひらがな3文字の単語が30個書いてあります。2分間でできるだけたくさん覚えます。2分間で覚えたら、紙を裏返し、次の2分間で単語を思い出しながら書き出します。2分間で何語正確に書き出せたかが点数になります。左脳の短期記憶をあつかう前頭前野の機能を見るテストです。

7

トレーニングを始めた頃は、うまく単語が覚えられずに不安になることがあるかもしれません。しかし、覚える単語の個数の目標や基準はないので、焦らなくても大丈夫です。トレーニングを続けることによって、覚えられる個数がだんだんと増えていったり、維持できたりすることが効果の現れです。脳機能が向上している証拠になります。まずは焦らず、続けることが重要です。

ストループテスト（別冊4-15ページ）

色がついた色の名前（あか、あお、きいろ、くろ）の表があります。中には書かれている文字とその色が一致していないものがあります。このテストでは、文字の色を順に声に出して、答えていきます。文字を読むのではありませんから注意してください。

まずは1行分の練習をしましょう。練習が終わったら、本番です。すべての文字の色を答え終わるまでの秒数を計り、記録します。ストループテストは、左右の前頭前野の総合的な働きを評価します。また、個人により速さが大きく異なるために、目標や基準の数値はありません。前週の自分の記録を目標にしましょう。

[読み方の例]

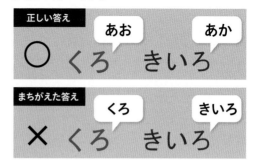

※まちがえたら、同じところを答え直しましょう。

6 本書を使い終わったら…

この本を終えた後も、日々読み・書き・計算を行う習慣を保つことが大切です。トレーニングをやめると脳機能は再びゆっくりと低下し始めます。是非最初からくり返し本書の音読、漢字の書き取りを続けてください。また、同シリーズの他のドリルにも挑戦してみてください。

---------- 編集付記 ----------

音読部分の文字表記に関しては、極力原作の味わいを損なわないように配慮しながら、読者にとって読みやすくなるよう、次の要領で表記替えを行いました。

①旧かなづかいを、現代かなづかいに変更しています。

②常用漢字表に定められていない、漢字と音訓も使用しています。

③原則として、ひらがなを漢字に、または漢字をひらがなに変更することは行いません。

④漢字にはすべてふりがなをつけています。原典や参考文献等に明示されていないふりがなは、音読により適しているという判断等をもとに、編集部で付しました。

本文中に差別にかかわる不適当な表現がありますが、原作の独自性・文化性を考慮してそのままとしました。

◆　次の文章を声に出してできる限り速く一回読みましょう。

●音読開始　時刻　分　秒

千羽鶴　　川端康成

鎌倉円覚寺の境内にはいってからも、菊治は茶会へ行こうか行くまいかと迷っていた。時間にはおくれていた。

円覚寺の奥の茶室で、栗本ちか子の会があるたびに、菊治は案内を受けていたが、父の死後一度も来たことはなかった。亡父の義理の案内に過ぎまいと見捨てていた。

ところが今度の案内状には、弟子の一人の令嬢を見てほしいと書き添えてあった。

これを読んだ時に、菊治はちか子のあざを思い出した。

菊治が八つか九つの頃だったろうか。父につれられてちか子の家に行くと、ちか子は茶の間で胸をはだけて、あざの毛を小さい鋏で切っていた。

●音読終了　時刻　分　秒／所要時間　分　秒

9

◆ 次[つぎ]の空欄[くうらん]にあてはまる漢字[かんじ]を書[か]きましょう。

① 健[けん]□のために、□[まい]朝[あさ]ヨーグルトを食[た]べる。

② 神戸[こうべ]は、異国[いこく]□[じょう]緒[ちょ]が溢[あふ]れている□[みなと]町[まち]だ。

③ 牧場[ぼくじょう]で牛[うし]の乳[ちち]搾[しぼ]りを□[たい]□[けん]した。

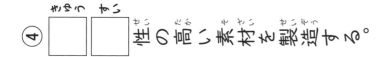

④ □[きゅう]□[すい]性[せい]の高[たか]い素材[そざい]を製造[せいぞう]する。

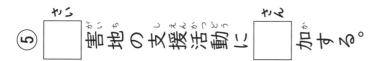

⑤ □[さい]害[がい]地[ち]の支援[しえん]活動[かつどう]に□[さん]加[か]する。

⑥ 渋沢栄一[しぶさわえいいち]は、□[じつ]業家[ぎょうか]として成[せい]□[こう]した。

⑦ □[わり]引[び]券[けん]に使用[しよう]期限[きげん]を□[めい]記[き]する。

⑧ 大[おお]きなイベント企[き]□[かく]を□[たん]当[とう]する。

⑨ 正[しょう]□[そう]院[いん]宝物[ほうもつ]の展示[てんじ]が、国立[こくりつ]□[はく]物館[ぶつかん]で始[はじ]まる。

⑩ □[きょう]会[かい]のステンドグラスの□[も]様[よう]や色[いろ]が美[うつく]しい。

◆ 次の文章を声に出してできる限り速く一回読みましょう。　　▲音読開始時刻 □分□秒

深夜の酒宴

椎名麟三

　朝、僕は雨でも降っているような音で眼が覚めるのだ。雨はたしかに大降りなのである。それはスレートの屋根から、朝の鈍い光線を含みながら素早く樋くすべり落ち、そして樋の破れた端から滝となって大地の石の上に音高く跳ねかえって沫をあげているように感じられる。しかもその水の単調な連続音はいつ果てるともなく続いているのだ。ただこの雨だれの音にはどこか空虚なところがある。僕が三十年間親しんで来た雨だれの音には、微妙な軽やかな限りない変化があり、それがかえって何か重い実質的なものを感じさせるのだが、この雨だれの音はただ単調で暗いのだ。それはそれが当然なのであって、この雨だれの音は、このアパートの炊事場から流れ出した下水が運河の石垣へ跳ねかえりながら落ちて行く音なのだ。

◆ 次の空欄にあてはまる漢字を書きましょう。

① 　□（じゅ）齢（れい）百年以上といわれる□（まつ）林が広がる。

② 　家庭□（たい）園のトマトを□（しゅう）穫する。

③ 　日本最古の歌集「□（まん）□（よう）集」は奈良時代につくられた。

④ 　□（てい）出前にもう一度、答案を□（み）直す。

⑤ 　御□（しゅ）印帳を持って、神□（じゃ）を巡る。

⑥ 　遮□（こう）カーテンは電気代の□（せつ）約になる。

⑦ 　経営□（き）機だった店が、V字回□（ふく）を遂げる。

⑧ 　緊急時の彼の対□（おう）は素□（ば）らしかった。

⑨ 　ランナーたちは、□（まん）開の桜□（なみ）木を走り抜ける。

⑩ 　□（きっ）手集めは、□（しょう）学生の時から続けている。

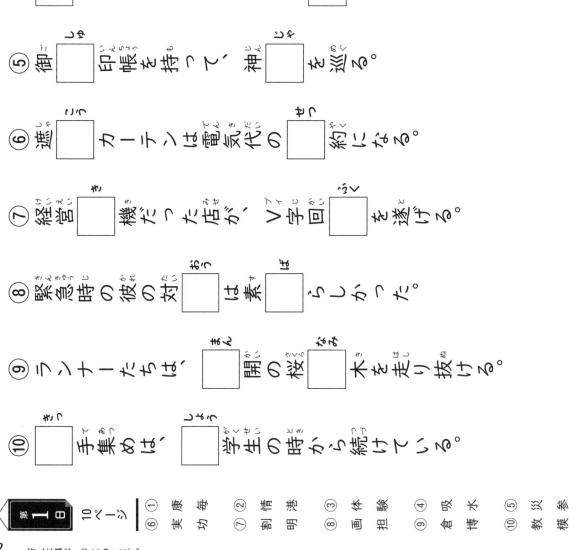

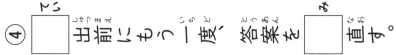

第1日 10ページ　①康 毎　②情 港　③体 験　④吸 水　⑤教 災 参
⑥実 功　⑦割 明　⑧画 担　⑨倉 博　⑩模

12　答えは14ページにあります。

月　日

◆ 次の文章を声に出してできる限り速く一回読みましょう。

▲ 音読開始 時刻　分　秒

木乃伊の口紅

田村俊子

図抜けて背の高い冠の一本が、淋しい風が吹いて来て、一本図抜けて背の高い冠の一本がひよろ〳〵と風に揺られた。一月の初めの夕暮れの空は薄黄色を含んだ濁った色に曇って、ペンで描いたような裸の梢の間から青磁色をした五重の塔の屋根が現れていた。

みのるは今朝早く何所と云う当てもなく仕事を探しに出た良人の行先を思いながら、ふところ手をした儘、二階の窓に立って空を眺めていた。横手の壁に汚点のような長方形の薄い夕日がぼうと射していたが、何時の間にかそれも失くなって、外は薄暗の力が端から端の物を消していった。みのるは夕飯に豆腐を買う事を忘れまいと思いながら下くおりて行くのが物憂く、豆腐屋の呼笛の音を聞きながら、二三人家の前を通って行った事に気が付いていたけれども下りて行かなかった。

▶ 音読終了 時刻　分　秒／所要時間　分　秒

◆ 次の空欄にあてはまる漢字を書きましょう。

① 三月に新しい人□が発□される。

② 百メートルを九秒□で走る日本人□手が現れる。

③ 週末は□□暮らしを計画している。

④ 社長は、どんな苦境でも前に進む□□の人だ。

⑤ □職した長男に名□入れを贈る。

⑥ 大学の合□通知が速□で届く。

⑦ 教□から統計データの再□証を頼まれる。

⑧ □ち合わせの本屋で雑□を読む。

⑨ 部屋の段□をリフォームで□消する。

⑩ 赤字だった支店が、今期は□□な業績を残した。

第2日 12ページ　①光 樹 松　②菜 収　③万 葉　④提 見　⑤切 未 小　⑥光 節　⑦危 復　⑧応 晴　⑨満 並　⑩切 未 小

◆ 次の文章を声に出してできる限り速く一回読みましょう。

富士に就いて

太宰治

甲州の御坂峠の頂上に、天下茶屋というささやかな茶店がある。私は、九月の十三日から、この茶店の二階を借りて少しずつ、まずしい仕事をすすめている。この茶店の人たちは、親切である。私は、当分、ここにいて、仕事にはげむつもりである。

天下茶屋、正しくは、天下一茶屋というのだそうである。すぐちかくのトンネルの入口にも「天下第一」という大文字が彫り込まれていて、安達謙蔵と署名されてある。この辺のながめは、天下第一である、という意味なのであろう。ここく茶店を建てるときにも、ずいぶん烈しい競争があったと聞いている。東京からの遊覧の客も、必ずここで一休みする。バスから降りて、まず崖の上から立小便して、それから、ああいいながめだ、と讃嘆の声を放つのである。

正答率

◆ 次の空欄にあてはまる漢字を書きましょう。

① □働きの娘夫婦が、孫を連れて□びにきた。

② 私は、人前で話すのが□□です。

③ 健康のために、朝の□□を始める。

④ エアコンが□□して、寝不足が続く。

⑤ 中学生の□□が、急に乱暴な口を利くようになる。

⑥ 近所で、空き□の□害が広がっている。

⑦ 今度のパーティーに初□の彼女が出□するそうだ。

⑧ 百歳人生に□要なのは、健康寿□を延ばすことだ。

⑨ □□用の食品は、定期的に入れ替える。

⑩ 日□日は、□外ドライブに出かける。

◆ 次の文章を声に出してできる限り速く一回読みましょう。

● 音読開始 時刻　□分□秒

他人の中

徳永直

　十六の春、米屋の小僧になった。——

　私はそれまで、三年ばかり印刷工場ではたらいていたが、眼をわるくして勤まらなくなった。私は米屋の小僧を好きではなかったが、母が云った。

「——他人の飯も喰ってみることにや、一人前にならん。力仕事すれば身体も強うなろうし、眼もそのうちには癒るだろう」

　それに逆らうことは、私は勿論、そう云っている母自身でさえ出来ないことだった。痩馬を相手に荷馬車を挽っぱって、八人の子供を育てている父の苦しい稼ぎに、長男である私が、眼が悪いからぐらいで遊んでいる訳にはゆかないからだ。それに私の家でも、村の貧乏な他の家と同様に、米屋に「借り」があった。米や麦や味噌など、現物で借りたのもあるし、金で借りたのもある。

● 音読終了 時刻　□分□秒　／　所要時間　□分□秒

◆ 次（つぎ）の空欄（くうらん）にあてはまる漢字（かんじ）を書（か）きましょう。

① 飛（ひ）□機（き）に乗（の）ると、気圧（きあつ）の□係（けい）で耳（みみ）が痛（いた）くなる。

② 駅（えき）前（まえ）の開（かい）発（はつ）で、行（い）きつけの□屋（や）が□転（てん）する。

③ インフルエンザと□□された。

④ 太（だ）宰（ざい）治（おさむ）は、□頼（らい）派（は）の□家（か）である。

⑤ 害（がい）□の対（たい）□に、鷹（たか）匠（じょう）が活（かつ）躍（やく）する。

⑥ 廃（はい）棄（き）プラスチックの□□で、海（かい）洋（よう）汚（お）染（せん）を防（ふせ）ぐ。

⑦ 職（しょく）員（いん）の□質（しつ）向（こう）上（じょう）を図（はか）るための□修（しゅう）制（せい）度（ど）がある。

⑧ カニ漁（りょう）の解（かい）□で、カニを積（つ）んだ漁（ぎょ）□が港（みなと）に集（あつ）まってきた。

⑨ 英（えい）□□を身（み）につけ、海（かい）外（がい）のレストランで実（じっ）践（せん）する。

⑩ 両（りょう）□は、進（しん）学（がく）より就（しゅう）職（しょく）を選（えら）んだことを□解（かい）してくれた。

第4日 16ページ
① 共 遊　② 苦 手　③ 散 歩　④ 故 障　⑤ 息 子
⑥ 巣 被　⑦ 恋 席　⑧ 必 命　⑨ 非 常　⑩ 曜 郊

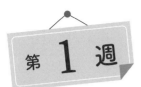

前頭葉機能検査

□ 月 □ 日

I　カウンティングテスト

1から120までを声に出してできるだけ速く数えます。
数え終わるまでにかかった時間を計りましょう。

□□□ 秒

II　単語記憶テスト

まず、次のことばを、**2分間**で、できるだけたくさん覚えます。

てれび	こたえ	ようす	のっく	たいど	せすじ
きぼう	くじら	せかい	とかげ	みやげ	ろくが
ふぁん	つつじ	べんり	そうち	せんい	べすと
けむり	おどり	でぐち	しあい	あさひ	ようき
らっぱ	らんぷ	ぎのう	くうき	わかめ	ろくろ

覚えたことばを、裏のページの解答用紙にできるだけたくさん書きます。
2分間で、覚えたことばを、いくつ思い出すことができますか？

II 覚えたことばを、**2分間**で □ に書きましょう。

[単語記憶テスト解答欄]

正答数

語

III 別冊4ページの「**ストループテスト**」も忘れずに行いましょう。

◆ 次の文章を声に出してできる限り速く一回読みましょう。

途上

谷崎潤一郎

東京Ｔ・Ｍ株式会社員法学士湯河勝太郎が、十二月も押し詰まった或る日の夕暮れの五時頃に、金杉橋の電車通りを新橋の方へぶらぶら散歩して居る時であった。

「もし、もし、失礼ですがあなたは湯河さんじゃございませんか。」

ちょうど彼が橋を半分以上渡った時分に、こう云って後ろから声をかけた者があった。湯河は振り返ったしかし風采の立派な一人の紳士が慇懃に山高帽を取って礼をしながら、彼の前へ進んで来たのである。

「そうです、私は湯河ですが、……」

湯河はちょっと、その持ち前の好人物らしい狼狽え方で小さな眼をパチパチやらせた。

第6日

◆ 次の空欄にあてはまる漢字を書きましょう。

正答率

① 成人式の□いに□珠のネックレスをもらう。

② □□師になるには、資格が必要です。

③ □賃は、自動引き落としが□利です。

④ 肉も魚も、□□に熟成させるとおいしくなる。

⑤ 自動運転を□備した車の購入を検□する。

⑥ □□士は、子育て中の親たちの強い味方です。

⑦ 約□の場所には、□裕をもって十分前に着くように行く。

⑧ 一軍の定着を勝ち取るには、□□の積み重ねしかない。

⑨ 妻の趣味は映画□□です。

⑩ 枯れ葉が散り始めると、□の□配を感じる。

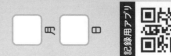

◆ 次の文章を声に出してできる限り速く一回読みましょう。　　　　　▲音読開始時刻　　分　　秒

人とつき合う法 礼儀について　　　　河盛好蔵

　私は生れつき行儀が悪いせいか、礼儀作法をよく心得た、いんぎん丁重な紳士や淑女とつき合うのははなはだ苦手である。そんな人たちと話をしていると、窮屈を通りこして、しまいには憂鬱になってくる。先方に少しの悪意もないのが分りながら、こちらがバカにされているような気がしてくる。育ちの悪い人間のひがみにちがいないが、礼儀作法で入念に武装をしている人には、相手を近づけない冷たさのあることも否めないであろう。

　哲学者のベルグソンは、その種の礼儀作法をニスにたとえて、そのような紳士淑女は、ニスを塗ったばかりのドアのようなもので、われわれが近よることを妨げる、といっているのは適切である。

●音読終了時刻　　分　　秒　／　所要時間　　分　　秒

◆ 次の空欄にあてはまる漢字を書きましょう。

① 各国首□の訪日で特□警戒体制が敷かれる。

② 書□の本を□者名で並べかえた。

③ □渉しすぎない距離感の夫婦が理□です。

④ □関前に、宅配ボックスを□置する。

⑤ 日本□表を目指して、人一倍□力する。

⑥ 外国人□光客には、買い物より体験ツアーが□気だ。

⑦ 帰□のときは、往復乗車□を買って節約している。

⑧ □業はできたが、待ち受ける□難は覚悟している。

⑨ □母のおかげで、和食の□理の腕が上がった。

⑩ この計画の□□には、大物が控えている。

① 祝 真
⑥ 保 育
② 美 容
⑦ 束 余
③ 家 便
⑧ 結 果
④ 上 手
⑨ 鑑 賞
⑤ 装 討
⑩ 秋 気

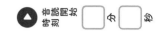

◆　次の文章を声に出してできる限り速く一回読みましょう。

義貞の旗　　　　　　　　　　　　　安部龍太郎

新田荘は天の恵みに満ちていた。

北には赤城山がつらなり、南には利根川が流れている。山のふもとから川に向かってなだらかな台地がつづき、豊かな水田が広がっている。

普通なら水の確保がむずかしい地形だが、赤城山の伏流水が水源となり、川となって田畑をうるおしていた。

新田小太郎義貞は笠懸野の高台に立ち、眼下の景色をながめていた。

遠祖義重が赤城山の南のふもとに広がる荒れ地を開拓し、新田荘と呼ばれる荘園を打ち立てたのは鳥羽法皇の御世である。以来およそ百八十年、新田氏は八代にわたって荘園を維持し、利根川流域に一大勢力をきずいてきた。

◆ 次の空欄にあてはまる漢字を書きましょう。

正答率

① 第一[はん][こう]期は、意志が芽生える幼児期に現れる。

② [とう]然雨が[ふ]り出し、傘を届けに駅へ向かう。

③ 気[がる]に[そう]談できる友人がいる。

④ 栄養[そ]を強化した健康食品が次々と発[ばい]される。

⑤ 市[みん]ホールでクラシックを[たの]しむ。

⑥ [とく]川家康が整備した五街道は、東京の日本橋が起[てん]です。

⑦ [ま]違いを認められない強情な[せい]格を直したい。

⑧ [こう][れい]の黒部ダム放水には、峡谷の[けい]観を保つ目的もある。

⑨ 先輩から、[こう]渉先に関する[きょう]味深い話を聞いた。

⑩ 富[じ]山の[すがた]は、いつも日本人の心の中にある。

第**7**日 24ページ ①脳 別 ②棚 著 ③干 想 ④玄 設 ⑤代
⑥観 人別 ⑦省 券 ⑧起 困 ⑨祖 料 ⑩背 後 努

◆次の文章を声に出してできる限り速く一回読みましょう。

つゆのあとさき

永井荷風

　女給の君江は午後三時からその日は銀座通のカッフェーへ出ればよいので、市ケ谷本村町の貸間からぶらぶら堀端を歩み見附外から乗合自動車を日比谷まで場の町まで行ったような飲食店の旗ばかりが目につくで下りた。そして鉄道線路のガードを前にして横町へ曲り、貸事務所の硝子窓に周易判断金亀堂というう金文字を掲げた売トトゥ者をたずねた。

　去年の暮あたりから、君江は再三気味のわるい事に出遇っていたからである。同じカッフェーの女給三人と歌舞伎座へ行った帰り、シールのコートから揃いの大島の羽織と小袖から長襦袢まで通して秩の先を本鼈甲の切られたのが始まりで、その次には真珠入り抜かれたのが知らぬ間に抜かれていさし櫛をどこで抜かれたのかたことがある。

正答率

◆ 次の空欄にあてはまる漢字を書きましょう。

① 一致 **団** 結して、騒音トラブルの解 **決** に取り組む。

② 応仁の乱で始まった **戦** 国時代は、約一 **世** 紀続いた。

③ 雑 **穀** 入りの米は、ビタミン、ミネラル、食物繊 **維** が多い。

④ 年 **頭** の箱根駅 **伝** には、毎年感動する。

⑤ 赤ちゃんの **笑** **顔** は、一日の疲れを癒してくれる。

⑥ 高 **層** ビルの建設をめぐる話し合いが **継** 続される。

⑦ 肉体労 **働** で流す **汗** は、気持ちがよい。

⑧ 会社の通 **勤** に便利な部屋を **探** す。

⑨ クイズに解 **答** してプレゼントに応 **募** する。

⑩ おふくろの味と言えば、お **弁** **当** の卵焼きです。

第8日 26ページ
① 反抗 ② 突降 ③ 軽相 ④ 素売 ⑤ 民楽
⑥ 徳点 ⑦ 間性 ⑧ 例景 ⑨ 文興 ⑩ 土姿

答えは30ページにあります。

◆ 次の文章を声に出してできる限り速く一回読みましょう。 ● 音読開始時刻 ▢分 ▢秒

信濃の晩秋　　若山牧水

　私たちが十一月六日の朝星野温泉を立って沓掛駅から乗った汽車は軽井沢発新潟行という極めて小さな汽車であった。小型な車室が四つ五つ連結されたままで、がたがたと揺れながら黒い小犬のように浅間の裾野を馳け下りるのである。

　日はいちよく晴れていた。初め私は朝日のあたる左手の窓に席を取っていたが、小春日にしては少し強すぎる位いの光線なのでやがて右手に移った。浅間山が近々と仰がるる。二、三日前薄く積っていた頂上の雪は今朝はもう解けて見えない。湯気のような静かな噴煙が穏だかに真直ぐに立ち昇っている。まったく静かな天気だ。

　軽井沢から小諸まで一時間あまり、この線路の汽車は全然浅間火山の裾野の林のなかを走るようなものである。

◆ 次の空欄にあてはまる漢字を書きましょう。

① 先生くのインタビューを、学級新[　]に連[　]する。

② 手[　]は、時[　]の挨拶から始まる。

③ [　]法試験の合格者が、弁護士や[　]判官になれる。

④ 今日のおやつは、大[　]物の[　]子だ。

⑤ 中国の歴史書に残る邪[　]台国の場所は、まだ[　]です。

⑥ 目的[　]成のために、様々な手[　]を考える。

⑦ [　]合商業施[　]設を中心にした都市開発が進む。

⑧ [　]者アンケートに[　]力する。

⑨ クーラーが苦手で、[　]手のジャケットが手[　]せない。

⑩ 就活のために[　][　]する会社を調べる。

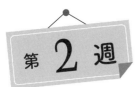
前頭葉機能検査

☐ 月 ☐ 日

Ⅰ　カウンティングテスト

1から120までを声に出してできるだけ速く数えます。

数え終わるまでにかかった時間を計りましょう。

☐ 秒

Ⅱ　単語記憶テスト

まず、次のことばを、**2分間**で、できるだけたくさん覚えます。

こびと	ふくし	ほくろ	りんご	かばん	なみだ
しぶき	しごと	らじお	どれす	あわび	るつぼ
いちば	かだん	するめ	おはぎ	まんが	きいろ
もけい	こくご	みりん	れきし	せけん	おみせ
せいぎ	りえき	けもの	ぜんご	あたり	さいふ

覚えたことばを、裏のページの解答用紙にできるだけたくさん書きます。

2分間で、覚えたことばを、いくつ思い出すことができますか？

II 覚えたことばを、**2分間**で □□□ に書きましょう。

[単語記憶テスト解答欄]

正答数

語

（解答欄・空欄）

III 別冊5ページの「**ストループテスト**」も忘れずに行いましょう。

◆　次の文章を声に出してできる限り速く一回読みましょう。

しぐさの日本文化　あいづち

多田道太郎

英語ではボデー・エクスプレッションということばがある。またそれを研究する学問分野もひらけてあるようだ。しかしまだまだ幼稚なもので、たとえばしょっちゅう腕組みしている人物は攻撃的性格だというたぐいだ。

どういう身振り、しぐさをするか、この「無言の言語」は学問的に未開拓の分野である。しかし、これはことばよりもはるかに深く人間の身体にしみついたものかであり、「心」と社会とをつなぐ確実な兆候である。

個人の心理の内奥を、おそらくしぐさはのぞかせるものである。無意識であればあるだけ、それはゆるがせにできないしるしなのである。同時に、しぐさは一つの文化である。

◆次の空欄にあてはまる漢字を書きましょう。

① 社長の右□として活躍する彼は、□学の達人だ。

② 九月一日の□災の日に避難□練をする。

③ 兄は年を重ねるごとに、職人として□熟味が□している。

④ 歓送迎会の仕切りは、□□部に任されている。

⑤ 両親が上京するので、急いで部屋の□□をする。

⑥ 理□整然と□明する。

⑦ 夏休みの自由研□で、貝殻の□本をつくる。

⑧ おいしかったケーキを、追加□□する。

⑨ この□車は□続が悪いから、次にしよう。

⑩ 富士山の登□を、家□で目指す。

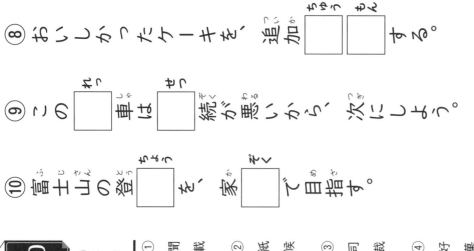
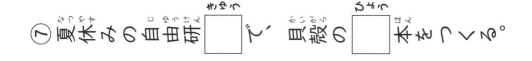
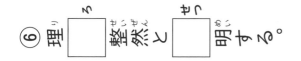
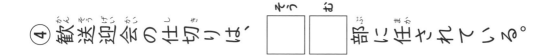

第10日　30ページ

① 聞　載　⑥ 達　段
② 紙　候　⑦ 複　施
③ 司　裁　⑧ 読　協
④ 好　菓　⑨ 薄　放
⑤ 馬　謎　⑩ 訪　問

月　日

◆　次の文章を声に出してできる限り速く一回読みましょう。

●音読開始時刻　　分　　秒

パパのおくりもの　　　　　　　なだいなだ

パパは今朝、寝どこの中ですばらしいことを思いついた。それはお前たち子供におくりものをすることだ。すばらしいといっても、おくりものがすばらしいのではない。あわてはいけない。つまりヨットでもモーターボートでもスポーツカーなどでは更にない。そんなものは（もちろんそんなものがパパに買えたらの話であるが）お前たちにこのパパがやる筈がない。すばらしいというのは、このおくりものに、パパは一円もかけないですむということだ。こういうとパパは大変ケチンボのようにきこえるが、実はパパがケチなのではなく、日本政府がケチなのである。パパは国立の精神病院のお医者さんであるからだ。大学を出て医学博士であるパパの給料は、ロンドンの地下鉄の切符切りよりも低いのである。

●音読終了時刻　　分　　秒　／　所要時間　　分　　秒

◆ 次の空欄にあてはまる漢字を書きましょう。

① 新[まい]□ドライバーには、車[こ]□入れの苦手な人が多い。

② 背後の大きな音に、[おも]□わず振り[かえ]□る。

③ 日本の発酵食品には、味噌や[なっ][とう]□□などがある。

④ 舞台で繰り広げられる[はく][ねつ]□□した演技に、観客が圧倒される。

⑤ 疲れ気味で、胃[ちょう]□が[よわ]□っている。

⑥ [じゅん]□急列車が目の前を通[か]□する。

⑦ [う][ちゅう]□□飛行士になるために、努力は惜しまない。

⑧ 災害の危[けん]□度が高まり、避難指[じ]□が発令された。

⑨ 計算が[とく]□意な人は、[ぜい]□理士としての適性がある。

⑩ 夏休みに、[りゅう]□学生が[わ]□が家にやって来る。

◆ 次の文章を声に出してできる限り速く一回読みましょう。 ●音読開始 □分□秒

青年の環 華やかな色彩 野間宏

場内は明るく粧われた人々の顔で満たされていた。黒塗りの少し出張った円形のオーケストラボックスの後ろに、肩から腰にかけて布をまとい、円く口を開いた壺を細い両手にささげたアッシリア人の群像を薄茶の横糸で浮き出させた薄緑の緞帳が柔らかくたれている。この緞帳のかくしている舞台を中心に奥行の長い扇形に後方の開いた場内は、人々の黄や赤や薄紫や白い期待の現れた様々の男女の顔を並べて、こうした場所特有の低い話し声や笑い声や、四囲の壁につきあたって戻ってくるざわめきで満ち満ちている。中央部の高い頂きから静かな円い勾配が周囲へ低く囲くおりている柔らかい卵色の天井が、天井と周囲の壁とが交わる隅々から煙るような明かりを辺りにもらし、壁を雰囲わせている隅々から煙るような明かりを辺りにもらし、気を漂わせている。

◆次の空欄にあてはまる漢字を書きましょう。

① 待ち合わせ時間[じかん]より、十分[じゅうぶん]早[はや]く[とう][ちゃく]する。

② 大[せつ]な顧客[こきゃく]との交渉[こうしょう]に向[む]けて、[こま]かく打ち合わせる。

③ 大理石[だいりせき]は模様[もよう]が美[うつく]しく、[ちょう][こく]や建築材[けんちくざい]に使[つか]われる。

④ [てん]職[しょく]経験[けいけん]が[ほう]富[ふ]な人[ひと]の話[はなし]は、傾聴[けいちょう]に値[あたい]する。

⑤ 熱気球[ねつききゅう]に乗[の]って、空[そら]からの[け][しき]を満喫[まんきつ]する。

⑥ 祖父[そふ]の[ぜん][かい]祝[いわ]いの写真[しゃしん]で、みんなが笑[わら]っている。

⑦ 気象庁[きしょうちょう]の予[ほう]では、台風[たいふう]は沖[おき][なわ]から九州[きゅうしゅう]に進[すす]むらしい。

⑧ [きん]急時[きゅうじ]には、冷[れい][せい]な判断[はんだん]が求[もと]められる。

⑨ [ふゆ]休[やす]みは、仕事[しごと]に[し]障[しょう]をきたさないように取[と]る。

⑩ 子[こ]どもが成人[せいじん]して、親[おや]の[せき]任[にん]を[は]たせた気[き]がする。

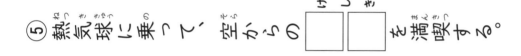

月　日

◆ 次の文章を声に出してできる限り速く一回読みましょう。

音読開始　時刻　　分　　秒

眠狂四郎京洛勝負帖

柴田錬三郎

「失礼でございますが……」

声をかけられて、眠狂四郎は、肱枕の首を擡げて、

相宿の男を、視た。

古い小さな旅籠であった。

京の都といっても、八条から九条にかけて――東寺（秘密伝法院）の五重塔を中心にした一帯には、狭い小路に、うす穢い旅籠や怪しげな貧しい家がひしめいて、他国者を排斥する気風のつよい都でも、ここだけは、素姓の知れぬ者が多勢入り込む余地があった。

千本通りに面した羅城門跡と称ばれているところにあるこの旅籠は、あたりの旅籠にくらべれば、まだましな方であったが、それでも、三条、四条などのそれとは比べものにならなかった。

◆ 次の空欄にあてはまる漢字を書きましょう。

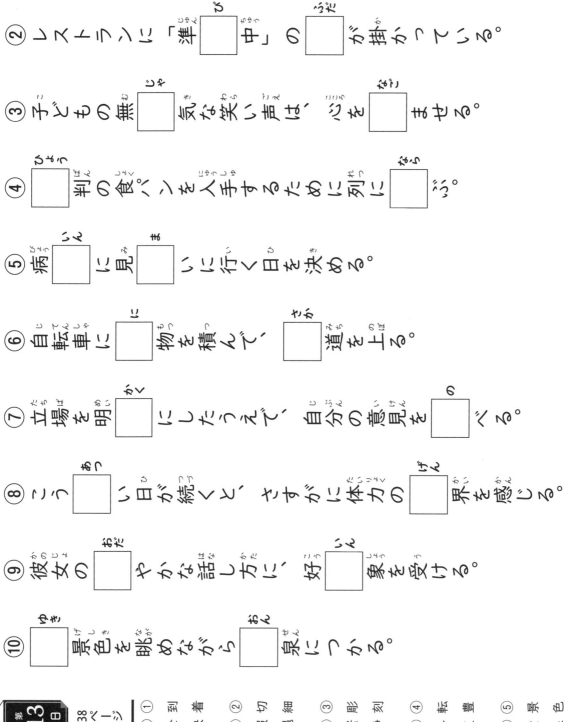

① 部屋の［　］明（しょう）は暗いほうが、私は［　］（ね）つきが良い。

② レストランに「準［　］中」（じゅんび）の［　］（ふだ）が掛かっている。

③ 子どもの無［　］気（じゃ）な笑い声は、心を［　］（なご）ませる。

④ ［　］判（ひょう）の食べパンを入手するために列に［　］（なら）ぶ。

⑤ 病［　］（びょういん）に見［　］（みま）いに行く日を決める。

⑥ 自転車に［　］（に）物を積んで、［　］（ちか）道を上る。

⑦ 立場を明［　］（かく）にしたうえで、自分の意見を［　］（の）べる。

⑧ こう［　］（あつ）い日が続くと、さすがに体力の［　］界（げん）を感じる。

⑨ 彼女の［　］（おだ）やかな話し方に、好［　］象（いん）を受ける。

⑩ ［　］（ゆき）景色を眺めながら、［　］（おん）泉につかる。

① 全 到着　② 切 細　③ 彫 刻　④ 転 豊　⑤ 景色
⑥ 全 快　⑦ 報 縄　⑧ 緊 静　⑨ 冬 支　⑩ 貴 果

◆ 次の文章を声に出してできる限り速く一回読みましょう。

砂の上の植物群　　吉行淳之介

港の傍に、水に沿って細長い形に拡がっている公園がある。その公園の鉄製ベンチに腰をおろして、海を眺めている男があった。ベンチの横の地面に、矩形のトランクが置いてある。藍色に塗られてあるが金属製で、いかにも堅固にみえる。

夕暮れすこし前の時刻で、太陽は光を弱め、光は白く澱んでいた。

その男は、一日の仕事に疲労した軀を、ベンチの上に載せている。電車に乗り、歩き、あるいはバスに乗り、その日一日よく動いた。靴の具合が悪くなり、足が痛い。最後に訪れた店がこの公園の近くで、その男は公園にやってきた。男は、化粧品のセールスを仕事にしている。

彼の前にある海は、拡げた両手で抱え取れるくらいの大きさである。

◆ 次の空欄にあてはまる漢字を書きましょう。

正答率

① 突然の□い風に、つり橋が□れる。

② 生涯□□で働くために、様々な資格を取る。

③ □満は、生活習□病の原因の一つだ。

④ 帰省した□と、浜□で貝殻を拾う。

⑤ 担当者が、商□の資料を□日発送してくれた。

⑥ 新□の店の建設□地を、慎重に検討する。

⑦ 犬が車に□いて、急に□り出した。

⑧ □なじみの友人とは、何でも気□く話せる。

⑨ 子どもが□生し、健康のために禁□する。

⑩ 寝台列車の車□に、朝の□が広がる。

第14日 40ページ

⑥ 荷 坂 ⑦ 碓 述 ⑧ 暑 限 ⑨ 穏 印 ⑩ 雪 温
① 照 寝 ② 備 札 ③ 邪 和 ④ 評 並 ⑤ 院 舞

答えは46ページにあります。

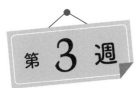

前頭葉機能検査 ☐月☐日

第3週

Ⅰ　カウンティングテスト

1から120までを声に出してできるだけ速く数えます。
数え終わるまでにかかった時間を計りましょう。

☐ 秒

Ⅱ　単語記憶テスト

まず、次のことばを、**2分間**で、できるだけたくさん覚えます。

はしら	えほん	まつげ	かっぱ	にんき	さんそ
せのび	しおり	よげん	おやこ	だんち	いろは
さとう	たいし	すうじ	まほう	さんま	れんげ
れもん	みこし	おかし	はかせ	ぶどう	ふうふ
かつお	やなぎ	よなか	もくば	とりい	ぶひん

覚えたことばを、裏のページの解答用紙にできるだけたくさん書きます。
2分間で、覚えたことばを、いくつ思い出すことができますか？

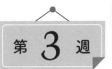

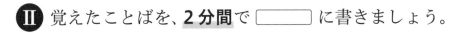

Ⅱ 覚えたことばを、**2分間**で ▭ に書きましょう。

［ 単語記憶テスト解答欄 ］

正答数

☐ 語

☐	☐	☐
☐	☐	☐
☐	☐	☐
☐	☐	☐
☐	☐	☐
☐	☐	☐
☐	☐	☐
☐	☐	☐
☐	☐	☐
☐	☐	☐

Ⅲ 別冊6ページの「**ストループテスト**」も忘れずに行いましょう。

◆ 次の文章を声に出してできる限り速く一回読みましょう。 ●音読開始　　分　　秒

アラスカ物語　北極光

新田次郎

　フランク安田は、それを見まいとした。眼を氷原の上に落してひたすら歩き続けようとした。だがそうすることはすこぶる危険なことであった。方向を失ったときは死であり、彼の死は同時にベアー一号の死でもあった。

　フランク安田は眼を上げて北極光を見た。

空で光彩の爆発が起っていた。赤と緑がからまり合って渦を巻き、その中心から緑の矢があらゆる空間に向って放射されていた。彼に向って降りそそがれる無限に近いほど長い緑の矢は間断なく明滅をくりかえして光の矢は彼を射抜くことはない。それは頭上はるかいた。

に高いところで消えた。だが、消えた緑の矢は、感覚的には、姿を隠したままで彼に向って降りそそがれていた。

●音読終了　　分　　秒 ／ 所要時間　　分　　秒

◆ 次の空欄にあてはまる漢字を書きましょう。

① 大学病院あての、□密検査の□介状をもらう。

② 彼の説明は分かりやすく、私の理念とも□□する。

③ 決勝戦の前、チームで円□を□んで気合をかけあった。

④ 近所のごみ当□は、一週間ごとの持ち□りになった。

⑤ 前を見つめる□顔に、意□の強さを感じる。

⑥ □談や□曲を聞きたくて、寄席に行く。

⑦ 夜景を見ようと、日□れの観□車に乗る。

⑧ パスポートの□□のために、戸籍謄本を用意した。

⑨ 南□の昭和基地は、夏でも平□気温はマイナス一度だ。

⑩ 売り上げが十万□を突□すれば、ベストセラー。

第15日 42ページ ① 強 揺 ② 現 役 ③ 肥 ④ 孫 辺 ⑤ 談 即
⑥ 規 用 ⑦ 驚 走 ⑧ 幼 安 ⑨ 誕 煙 ⑩ 窓 海

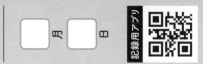
◆　次の文章を声に出してできる限り速く一回読みましょう。

音読開始　時刻　□分□秒

こころの処方箋　　河合隼雄

日本人としての自覚が国際性を高める

　最近、一ヶ月ほどスイスのチューリッヒにあるユング研究所で、日本の神話について講義をしてきた。三年ほど以前に、国際的なビジネスマンの集まりで、日本人の宗教性についての講演を依頼されたこともあるが、世界の日本に対する関心が高まるにつれて、日本のことについて講演や講義をするように依頼されることが増えてきて、私もそのために海外から招待されることが多くなってきたと思う。

　このような点から、日本人は素晴らしいと喜ぶ日本人が増え、なかには、日本人のよい特徴として、いろいろなことをあげながら、このようなことはちょっと外国人にはわかるまい、という言い方をする人も多く見受けられる。

　日本は他の国に対して優れた点をもち、それは簡単に真似はできない。

音読終了　時刻　□分□秒　／　所要時間　□分□秒

◆ 次の空欄にあてはまる漢字を書きましょう。

① 明日までに、アメリカ□張の報□書をまとめる。

② 海□りが好きな彼とは、共□の話題が多い。

③ 弟の作□が□画展に入賞する。

④ スポーツクラブで、□酸素運動をする。

⑤ 勝利のゴールに、□□場が歓声にわいた。

⑥ パソコンのセキュリティー徹□を、全社員に□知らせる。

⑦ これからは、□□医として頑張る。

⑧ サイレンを鳴らしたパトカーが、車を□□する。

⑨ 園□雑誌の定□購読を申し込む。

⑩ □律の言葉や文章は、解釈が□しい。

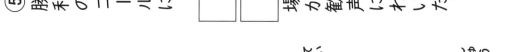

◆ 次の文章を声に出してできる限り速く一回読みましょう。

ねむれ巴里 あぶれ者ふたり 金子光晴

出島は、それから毎日のように、松田のアトリエに現れた。パリでは夏の暑さがそれほどでもないので、彼は、四角な肩に着古した大きな冬外套を着て、珍らしいものでもみるよう、コツコツ額ぶちを彫っている人の仕事ぶりを、しばらく眺めた末に、松田に、

「すこしばかり俺の方へも廻せよ。たかい金利をつけて返すからな」

と、かえり際に、そのことだけがここに来た用件だというように金が蓄ったろう。

それを言い出す恰好な機会をうかがっていたが、遂にそのきっかけがつかめないまま、時間が経ってしまった。松田のこのきっかけがつかめないまま、時間が経ってしまったのに、われながらもたもたしていることが腹立たしく、高飛車に言い放した。松田のこめかみの筋がピクピクと痙攣するらしく、高飛車に言い放した。松田のこめかみの筋がピクピクと痙攣した。

「やるかな？」

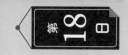

◆ 次の空欄にあてはまる漢字を書きましょう。

① ベランダに干した（せん）□（たく）□物が、風に飛ばされた。

② 俳（ゆう）□の養成所で、演技の（べん）□強をする。

③ 立ったり（すわ）□ったりが楽なソファーが（ほ）□しい。

④ 窓を開けて、（し）□（な）□く新鮮な風を入れる。

⑤ （らい）□客があるので、手早くお茶菓子の仕（たく）□をする。

⑥ 日本の食料自（きゅう）□率は、とても（ひく）□い。

⑦ 実家から（どく）□立して、一人暮らしに（ぶ）□み出す。

⑧ （はる）□になると、（のき）□下にツバメが巣をつくる。

⑨ ノーベル賞受賞者の言葉に（しょく）□発されて、科学者を（め）□指す。

⑩ 二（はく）□三日で（じょう）□下町を散策する。

第17日 48ページ
① 出 告　② 釣 通　③ 品 絵　④ 有 運　⑤ 競 技
⑥ 底 周　⑦ 臨 床　⑧ 追 跡　⑨ 芸 期　⑩ 法 難

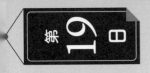
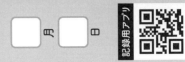
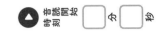

◆　次の文章を声に出してできる限り速く一回読みましょう。

哀しき父　　葛西善蔵

彼はまたいつとなくだんだんと場末く追い込まれていた。

四月の末であった。空にはもやもやと靄のような雲がつまって、日光がチカチカ桜の青葉に降りそそいで、雀の子がチュクチュク啼きしきっていた。どこかで朝から晩まで地形ならしのヤートコセが始まっていた……。

彼は疲れて、青い顔をして、眼色は病んだ獣のように鈍く光っている。不眠の夜が続く。じっとしていて尚お襲われたように動悸がひどく感じられて鎮めようとすると、尚お激しくなって行くのであった。

今度の下宿は、小官吏の後家さんでもあろうと思われる四十五六の上さんが、いなか者の女中相手につましくやっているのであった。樹木の多い場末の、軒の低い平家建の薄暗くじめじめした小さな家であった。

◆ 次の空欄にあてはまる漢字を書きましょう。

① スポーツやドラマの□（ぎゃく）転劇（てんげき）は、とても□（こう）快（かい）だ。

② 災害（さいがい）で□（ぜん）断（だん）された道路（どうろ）が、ようやく復（ふっ）□（きゅう）した。

③ 期末試験（きまつしけん）までに、苦手（にがて）教科（きょうか）を□（こく）□（ふく）する。

④ 新（しん）□（こん）旅行（りょこう）の思い出（おもいで）の地（ち）を、再（ふたた）び妻（つま）と□（めぐ）る。

⑤ 部（ぶ）下（か）を連（つ）れて、馴（な）□（じ）みの店（みせ）に□（む）かう。

⑥ 隣家（りんか）から、夏（なつ）□（まつ）りを知らせる回覧板（かいらんばん）が□（とど）く。

⑦ 目（もく）□（てき）意（い）□（しき）をもって手（て）や指（ゆび）を使（つか）うことは、脳（のう）の健康（けんこう）に良（よ）い。

⑧ 地（じ）□（もと）でとれる食（しょく）□（ざい）で商品開発（しょうひんかいはつ）を進（すす）める。

⑨ □（もう）暑（しょ）のおかげで、エアコンの売（う）り上（あ）げが好（こう）□（ちょう）だ。

⑩ 故（こ）□（きょう）の山並（やまな）みが、脳（のう）□（り）に浮（う）かぶ。

第18日　50ページ　① 洗 濯　⑥ 給 低　② 優 踏 勉　⑦ 独　③ 座 春 軒 欲　⑧　④ 室 触 目 内　⑨　⑤ 泊 城 来 度　⑩

答えは54ページにあります。

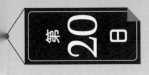

月　日

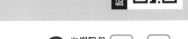
記録用アプリ

◆　次の文章を声に出してできる限り速く一回読みましょう。

● 音読開始　　分　　秒

滝沢馬琴（たきざわばきん）　　　　　　　　　　　　　　　杉本苑子（すぎもとそのこ）

　その朝、いつもの通り神田明神の本殿で打ち鳴らす正六ツの、勤行の太鼓で目をさました馬琴は、これも、ものごころついて以来の習慣にしたがって自分の手で、もうツと床をあげ、雨戸を一枚一枚、手はやく繰った。

　物の音を合図に家族全員が起き出すのも、滝沢家での朝の慣例である。

　庭は霧が濃かった。

　濡れてすべりそうな敷石を、用心しいしい踏んで裏の井戸くまわり、まず、音をたてて口をすぐ……。「ついても」らう肌ぬきになって、顔や首すじを洗いにかかる。

　歯はとうに、一本のらず抜けてしまっているから、楊子を使う必要はない。そのかわり洗顔は入念をきわめる。

● 音読終了　　分　　秒　／　所要時間　　分　　秒

53

◆ 次の空欄(くうらん)にあてはまる漢字を書きましょう。

① 連(れん)日、[い]常(じょう)気(き)[しょう]のニュースが流(なが)れる。

② 母(はは)の[れい][ぞう]庫(こ)は、いつも食料品(しょくりょうひん)で一杯(いっぱい)だ。

③ 反(はん)[たい]意見(いけん)にも、しっかり耳(みみ)を[かたむ]ける。

④ 破(は)[ちく]の[いきお]いで急成長(きゅうせいちょう)する企業(きぎょう)が現(あらわ)れる。

⑤ 事故(じこ)のため、高(こう)[そく]道路(どうろ)で通行車両(つうこうしゃりょう)を規(き)[せい]する。

⑥ 優勝(ゆうしょう)選手(せんしゅ)の凱(がい)[せん]を、多(おお)くのファンが出(で)[むか]える。

⑦ 前評(まえひょう)[ばん]の高(たか)いパソコン発売日(はつばいび)に、長(ちょう)[だ]の列(れつ)ができる。

⑧ 運転(うんてん)[めん][きょ]の更新(こうしん)を知(し)らせる葉書(はがき)が来(き)た。

⑨ [さい]限(げん)なく続(つづ)く要(よう)[きゅう]に、みんながあきれている。

⑩ 応募者(おうぼしゃ)の書(しょ)[るい]選考(せんこう)を部下(ぶか)に[たの]む。

第**19**日 52ページ ①逆 備 ②寸 旧 ③克 服 ④婚 巡 ⑤染 向 ⑥祭 届 ⑦的 識 ⑧元 村 ⑨猛 調 ⑩郷 裏

答えは58ページにあります。

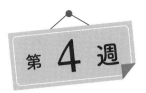

第4週 前頭葉機能検査

Ⅰ カウンティングテスト

1から120までを声に出してできるだけ速く数えます。
数え終わるまでにかかった時間を計りましょう。

秒

Ⅱ 単語記憶テスト

まず、次のことばを、**2分間**で、できるだけたくさん覚えます。

めがね	ねだん	みくろ	りふと	おばけ	ほんや
いのち	まぐろ	くふう	のれん	こども	はかま
へきが	からす	よぼう	くらげ	さいん	よさん
たいぷ	がいど	くらす	りすと	とんぼ	かざり
たぬき	ぎもん	せいと	けんさ	ねがい	おめん

覚えたことばを、裏のページの解答用紙にできるだけたくさん書きます。
2分間で、覚えたことばを、いくつ思い出すことができますか?

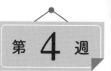

Ⅱ 覚えたことばを、**2分間**で ▢ に書きましょう。

[単語記憶テスト解答欄]

正答数

語

Ⅲ 別冊7ページの「**ストループテスト**」も忘れずに行いましょう。

◆　次の文章を声に出してできる限り速く一回読みましょう。

小僧の神様

志賀直哉

仙吉は神田のある秤屋の店に奉公している。

それは秋らしい柔かな澄んだ陽ざしが、紺の大分はげ落ちた暖簾の下から静かに店先に差し込んでいる時だった。店には一人の客もない。帳場格子の中に坐って退屈そうに巻煙草をふかしていた番頭が、火鉢の傍で新聞を読んでいる若い番頭にこんな風に話しかけた。

「おい、幸さん。そろそろお前の好きな鮪の脂身が食べられる頃だネ」

「ええ」

「今夜あたりどうだね。お店を仕舞ってから出かけるかネ」

「結構ですな」

「外濠に乗って行けば十五分だ」

「そうです」

◆ 次の空欄にあてはまる漢字を書きましょう。

① タップダンスの □けい 快な足さばきに、目が釘□づけになる。

② □かりにまかせた行□どうを反省する。

③ 関西国際空□こう は海上なので、騒音の心□ぱいが比較的少ない。

④ □しょう香の仕□かたを身につける。

⑤ □たん身赴任先から帰り、家族と暮らす喜びを実□かんする。

⑥ ドクターへリで患者を□はん□そうする。

⑦ 飛行□き が離着□りく するときは、シートベルトを締める。

⑧ 両家の顔合わせは、□しゅう始なごやかな雰□い 気だった。

⑨ 学習□じゅくでていねいな個別□し導を受ける。

⑩ カーナビのおかげで、□はげしい渋滞を□かい 回できた。

槍ヶ岳に登った記 赤沢

芥川龍之介

雑木の暗い林を出ると案内者がここが赤沢ですと云った。暑さと疲れとで目のくらみがかった自分は今迄しきりと下ばかり見て歩いていた。じめ〳〵した苔の間に鷺草のような小さな紫の花がさいていたのは知っている。熊笹の折りがさなった中に兎の糞の白くころがっていたのは知っている。けれども一体林の中を通ってるんだか、藪の中をくぐってるんだかはさっぱり見当がつかなかった。唯無暗に、岩だらけの路を登って来たのを知っているばかりである。それが「此処が赤沢です」と云う声を聞くと同時にやれやれ助かったと云う気になった。そうして首を上げて、今迄自分たちの通っていたのが、繁った雑木の林だったと云う事を意識した。安心すると急に四方のながめが眼にはいるようになる。目の前には高い山を聳えている。

◆ 次の空欄にあてはまる漢字を書きましょう。

① 礼(れい)□(ぎ) 正(ただ)しい仕事(しごと)ぶりが、彼(かれ)の評(ひょう)□(か) を高(たか)めている。

② 勝(しょう)□(はい) の原(げん)□(いん) を検討(けんとう)する。

③ 正(ただ)しい姿勢(しせい)は、□(よう)痛(つう)を□(やわ)らげる。

④ 遠洋(えんよう)□(ぎょ)業(ぎょう)は、南太平洋(みなみたいへいよう)などの□(せ)界(かい)の海(うみ)で行(おこ)われている。

⑤ □(まぼろし)の魚(さかな)イトウは、日本(にほん)□(さい)大級(だいきゅう)の淡水魚(たんすいぎょ)だ。

⑥ 早(そう)□(ちょう)から雨雲(あまぐも)が広(ひろ)がり、昼(ひる)□(す)ぎに雨(あめ)が降(ふ)り出(だ)す。

⑦ □(へい)店(てん)間際(まぎわ)になると、商品(しょうひん)に半(はん)□(がく)シールが貼(は)られる。

⑧ 植樹(しょくじゅ)活動(かつどう)に□□(ともだち)と参加(さんか)する。

⑨ 静脈(じょうみゃく)から□□(さいけつ)する。

⑩ 念願(ねんがん)だった伊勢(いせ)□□(じんぐう)のツアーを予約(よやく)する。

第21日 58ページ ① 軽 付 ② 怒 動 ③ 港 配 ④ 焼 方 ⑤ 単 感 ⑥ 搬 送 ⑦ 機 陸 ⑧ 終 囲 ⑨ 塾 指 ⑩ 激 避

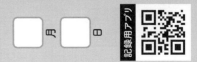

◆　次の文章を声に出してできる限り速く一回読みましょう。

神津牧場行

川端康成

牧場の宿帳に私の名を見つけて、ほんとうに登って来られたのかと、半信半疑であったという。私の健脚を知らぬとは、失礼千万な話である。しかしまた、文壇随一の虚弱者（外見は）の私や、美容師の芝山みよか女史にさえ、楽しい旅であったということは、神津牧場難路にあらずの生きた証拠として、このコオスのハイキング史上に燦然と輝くであろう。十五夜の名月を、詩人が牧舎に眺めた月は、十三夜であったらしい。そうすると、私達が牧舎で見たという。

京橋明治製菓の本社で氷菓の箱詰を貰って、私達は上野駅から勇しく出発した。一行四名、松坂屋美容部の芝山夫妻に私の女房。私のリュック・サックと女房の洋風いでたち、どちらも生れて初めてである。

◆ 次(つぎ)の空欄(くうらん)にあてはまる漢字を書きましょう。

① ＿(む)理な要求(ようきゅう)に、＿(ぶ)満の声(こえ)が上(あ)がる。

② ＿(こ)の夏(なつ)に向(む)け、正(ただ)しい方法(ほうほう)で糖(とう)＿(い)ダイエットを始(はじ)める。

③ ガスコンロの交換(こうかん)＿(ひ)用(よう)を見(み)＿(つ)もってもらう。

④ 地(ち)＿(いき)開発(かいはつ)の＿(わく)組(く)みを整(ととの)える。

⑤ ＿(きゅう)急車(きゅうしゃ)が事故(じこ)現(げん)＿(ば)に到着(とうちゃく)する。

⑥ 気(き)＿(やす)めに引(ひ)いたおみくじが大(だい)＿(きち)だった。

⑦ 目標(もくひょう)タイムが出(で)るまで、＿(なん)度(ど)でも＿(いど)む。

⑧ ＿(でん)車(しゃ)の事故(じこ)で＿(もん)限(げん)に遅(おく)れる。

⑨ メジャーリーグと＿(けい)約(やく)した彼(かれ)の活躍(かつやく)を期(き)＿(たい)する。

⑩ このバッグは、＿(ね)段(だん)が手(て)＿(ごろ)で使(つか)いやすい。

第22日 60ページ
① 儀 価 ② 敗 因 ③ 友 腰 和 ④ 漁 世 ⑤ 神 幻 最 ⑥ 朝 週 ⑦ 閉 額 ⑧ 友 達 ⑨ 採 血 ⑩ 神 宮 最

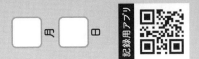

◆ 次の文章を声に出してできる限り速く一回読みましょう。

●音読開始　時刻　　分　　秒

桜島

梅崎春生

七月初め、坊津にいた。往昔、遣唐使が船出をした ところである。その小さな美しい港を見下す峠で、基地隊の基地通信に当っていた。私は、暗号員であった。

毎日、崖を滑り降りて魚釣りに行ったり、山に楊梅を取りに行ったり、朝夕峠を通る坊津郵便局の女事務員と仲良くなったり、よそめにはのんびりと日を過した。

電報は少なかった。日に一通か二通。無い時もあった。このような生活をしながらも、目に見えぬ何物かが次第にほど感じ始めた。輪を狭めて身体を緊めつけて来るのを、私は痛い歯ぎしりするような気持で、私は連れ日じっと遊び呆けた。日に一度は必ず、米軍の飛行機が鋭い音を響かせながら、峠の上を翔けった。ぶり仰ぐと、初夏の光を吸うた翼のいろが、ナイフのように不気味に光った。

●音読終了　時刻　　分　　秒　／　所要時間　　分　　秒

◆ 次の空欄(くうらん)にあてはまる漢字(かんじ)を書きましょう。

① 地元(じもと)の会社(かいしゃ)に就(しゅう)□(しょく)が□(き)まり、息子(むすこ)が帰(かえ)ってくる。

② 取(と)り引(ひ)きの□(あい)手(て)との合意点(ごういてん)を模(も)□(たく)する。

③ 定期的(ていきてき)な事務連絡(じむれんらく)は、□(す)□(ばや)く正確(せいかく)になす。

④ 出張先(しゅっちょうさき)では、□(かなら)ず ご当地(とうち)グルメを□(た)べる。

⑤ 二階(にかい)の南向(みなみむ)きの□(へ)□(や)は、日当(ひあ)たり良好(りょうこう)だ。

⑥ 綿密(めんみつ)な□(すい)理(り)で、□(なん)事件(じけん)を次々(つぎつぎ)に解決(かいけつ)する。

⑦ □(かた)付(づ)けが苦手(にがて)で、探(さが)し物(もの)の時間(じかん)が無(む)□(だ)に長(なが)い。

⑧ 状況(じょうきょう)に合(あ)わせて、臨機応(りんきおう)□(へん)に行動(こうどう)する。

⑨ □(たい)屈(くつ)な授業(じゅぎょう)は、□(すい)魔(ま)との戦(たたか)いだった。

⑩ □(ほう)□(か)後(ご)に応援(おうえん)の練習(れんしゅう)をする。

第23日 62ページ
① 無 不　② 次 質　③ 貴 積　④ 域 枠　⑤ 救 場
⑥ 休 吉　⑦ 何 挑　⑧ 電 門　⑨ 契 待　⑩ 値 頃

答えは66ページにあります。

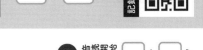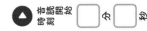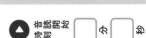
◆　次の文章を声に出してできる限り速く一回読みましょう。　●音読開始　□分□秒

取替え子（チェンジリング）　序章　田亀のルール　　大江健三郎

　書庫のなかの兵隊ベッドで、ヘッドフォーンに耳を澄ませている古義人に、

　――……そういうことだ、おれは向こう側に移行する、といった後、ドシンという大きい音が響いた。しばらく無音の時があって、しかし、おれはきみとの交信を断つのじゃない、と吾良は続けていた。わざわざ田亀のシステムを準備したんだからね。それでも、きみの側の時間では、もう遅い。お休み！

　要領をえないまま、古義人は耳から眼の奥を引き裂かれるような、悲しみの痛みを感じた。しばらくその後、田亀を書棚に戻してなんとか眠ろうとしたままでいた。服んでいた風邪薬の働きもあって、しばらくは眠ることができたが、気配に目をさますと、書庫の斜めに眠めになった天井の蛍光灯に立っている妻の頭が淡く光っていた。

◆ 次の空欄にあてはまる漢字を書きましょう。

正答率

① □□ 停止の人に、救命装置を使う。
（しん・ぱい）

② 商店□で、見□えのある人とすれ違う。
（がい・おぼ）

③ 無□を信じて□言台に立つ。
（ざい・しょう）

④ 会社の□立を祝って、□大なパーティーを開催する。
（そう・せい）

⑤ 冬に□えてマフラーを□む。
（そな・あ）

⑥ □□は、地球のすぐ外側を回っている。
（か・せい）

⑦ セミの声を聞くと、暑い夏の□□がよみがえる。
（き・おく）

⑧ □□すると、声がふるえたり、顔が赤くなったりする。
（こう・ふん）

⑨ □□になり、改めて家族のきずなを感じる。
（ちち・おや）

⑩ 電□に凧の□がからまる。
（せん・いと）

第24日 64ページ

① 推職決 ② 相索 ③ 素早 ④ 必食 ⑤ 部屋
⑥ 推難 ⑦ 片駄 ⑧ 況変 ⑨ 退睡 ⑩ 放課

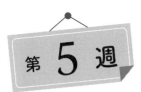

第 **5** 週　　# 前頭葉機能検査　　□月□日

Ⅰ　カウンティングテスト

1から120までを声に出してできるだけ速く数えます。
数え終わるまでにかかった時間を計りましょう。

□秒

第5週

Ⅱ　単語記憶テスト

まず、次のことばを、**2分間**で、できるだけたくさん覚えます。

おまけ	わしつ	けむし	おから	ちから	もでる
めろん	なたね	ぽっと	すずめ	こうら	じだい
まぐま	ことり	ぶたい	ねずみ	かかと	じどう
とさか	ひがさ	かんじ	さくら	だいず	ぺっと
ぽんぷ	ぴんく	しばふ	たきび	きそく	ゆかた

覚えたことばを、裏のページの解答用紙にできるだけたくさん書きます。
2分間で、覚えたことばを、いくつ思い出すことができますか？

Ⅱ 覚えたことばを、**2分間**で □□□□□ に書きましょう。

[単語記憶テスト解答欄]

正答数

□ 語

Ⅲ 別冊8ページの「**ストループテスト**」も忘れずに行いましょう。

◆　次の文章を声に出してできる限り速く一回読みましょう。

流星　お市の方　黒い瞳　　永井路子

「それがいけませぬ」

今朝も乳母の鈴野が言う。

そして、母も言う。

「もっと、おとなになさい」

七歳のお市にとって、いのくらい納得できない言葉はないのである。

――これ以上おとなしくなんて、できっこないわ。

すでに自分では小淑女のつもりである。毎月父の命日に行われる法要のときにも、二刻近く、じっと坐っているではないか。膝の上に組んだ両手も、小指の先だけ、ちょっと浮かせるようにすると恰好がいいことに気がついてやってみたし、首はしゃんと立てて、こころもち顔をかしげたほうが、もっと上品に見えるということも思いついた。

◆ 次の空欄にあてはまる漢字を書きましょう。

① 車道に□転車の□用レーンがつくられる。

② 五□ごとに実施される国□調査は、総務省が行う。

③ □費電力の少ない電化□品に買い替える。

④ 実話を□現したドキュメンタリー□画をつくる。

⑤ 緊張の連□で体も心も□労する。

⑥ □所などの建物の耐□化工事が進む。

⑦ 料理は□、掃除は□と、家事の分担を決める。

⑧ 携帯電話を忘れたので、□□電話を探す。

⑨ 後発□薬品の普及□が伸びている。

⑩ サッカーの九□大会で得点□になる。

第25日 66ページ　① 心　肺　② 街　覚　③ 罪　証　④ 創　盛　⑤ 備　編　⑥ 火　星　⑦ 記　憶　⑧ 興　奮　⑨ 父　親　⑩ 線　糸

答えは72ページにあります。

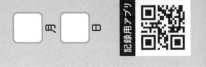
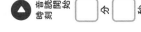

◆　次の文章を声に出してできる限り速く一回読みましょう。

音読開始　時刻　　分　　秒

村の鍛冶屋

車谷長吉

　私が子供のころは、私の生れた村にはまだ「村の鍛冶屋」があった。木造船の建造に使う船釘を、打ち出しているということだった。播磨灘にほど近い村である。海べりには漁船などを造る小さな造船所があった。そういうところで働く船大工が使っていたのだろう。併しいまは、木造船などほとんど見かけることはなくなった。東京湾にそそぐ江戸川の河口へ行くと、すべて今日の葦の間の泥の中に、廃船となった木の船がたくさん沈んでいる。近くの漁船の船溜りを見ると、すべて今日の石油化学工業製品で造られた船ばかりである。

　村の鍛冶屋も、泥の底へ沈んでしまった。が、私の生の感覚の底には、あの私の生れた村の鍛冶屋の親爺が、いまも有り有りと呼び、村の鍛冶屋の親爺が船釘を打ち出していた光景が、いまも有り有りと呼吸している。

音読終了　時刻　　分　　秒　／　所要時間　　分　　秒

71

◆ 次の空欄（くうらん）にあてはまる漢字を書きましょう。

① 水面下（すいめんか）で進（すす）めていた企業（きぎょう）□□（がっぺい）の情報（じょうほう）がもれる。

② 千秋（せんしゅう）□（らく）の両国国技館（りょうごくこくぎかん）に、座（ざ）□（ぶ）団（だん）が舞（ま）う。

③ 国（くに）の□（しゃっ）金（きん）は、将来（しょうらい）の国民（こくみん）に大（おお）きな□（ぶ）担（たん）となる。

④ 柔軟性（じゅうなんせい）のある□（わか）い人（ひと）は、職場（しょくば）での□（てき）応（おう）が早（はや）い。

⑤ □（う）量（りょう）限定（げんてい）の商品（しょうひん）に注文（ちゅうもん）が□（さっ）到（とう）する。

⑥ ストレートに意（い）□（けん）を言（い）う素（す）□（なお）さが好（す）かれる。

⑦ □（ふう）鈴（りん）の□（ね）色（いろ）が涼（すず）しさを運（はこ）ぶ。

⑧ 顧客（こきゃく）の□（ぎ）問（もん）に備（そな）えて、最（さい）□（しん）情報（じょうほう）を調（しら）べる。

⑨ 動物園（どうぶつえん）から□（に）げた猿（さる）を□（ほ）獲（かく）する。

⑩ 会（かい）□（ぎ）で提示（ていじ）するプランの資料（しりょう）を確（かく）□（にん）する。

第26日 70ページ
① 自 専　② 年 勢　③ 消 製　④ 再 映　⑤ 続
⑥ 役 震 專　⑦ 妻 夫　⑧ 公 衆　⑨ 医 率　⑩ 州 王 疲

◆ 次の文章を声に出してできる限り速く一回読みましょう。 ●音読開始 □分□秒

虫のいろいろ

尾崎一雄

晩秋のある日、陽ざしの明るい午後だったが、ラジオが洋楽をやり出すと間もなく、部屋の隅から一匹の蜘蛛が出て来て、壁面でおかしな挙動を始めたことがある。

今、四年目に入っている私の病気も、一進一退というのが、どうやら、進の方が優勢らしく、春は春、秋は秋、目立たぬままに次第に弱りというのかも知れないが、それはともかく、一日の大半を横になって、珍らしくもない八畳の、二、三ケ所雨のしみある天井を、まじまじと眺めている時間が多いこの頃である。

もう寒いから、羽虫の類は見えないが、蠅共はその米杉の天井板にしがみついていて、陽のさす間はあっちこっちしている。私の顔なんかにもたかって、うるさい。

●音読終了 □分□秒 ／ 所要時間 □分□秒

73

◆ 次の空欄にあてはまる漢字を書きましょう。

正答率

① 通[がく]路に不[しん]者が出没する。

② 電子[しょ]籍の普及は、出[ぱん]界の新しい流れだ。

③ 女性や[こう][れい]者が働きやすい環境を整える。

④ 怪[が]の治療のために、草津まで[とう]治に行く。

⑤ 父の[き][たく]時間に合わせて、食事を準備する。

⑥ [あさ]になっても熱が下がらず、[けっ]勤の連絡をする。

⑦ 議[ろん]がまとまらず、会議が[こん]乱する。

⑧ [けい]察に行方不明者の捜索[ねがい]が出される。

⑨ 紫式部の『[げん][じ]物語』を、一年かけて読破する。

⑩ 新しいシャツを[き]て、気分転[かん]をはかる。

第27日 72ページ
①合併 ②楽布 ③借負 ④若適 ⑤数殺
⑥見直 ⑦風音 ⑧疑新 ⑨逃捕 ⑩議認

◆ 次の文章を声に出してできる限り速く一回読みましょう。

十歳のきみく

日野原重明

　変わりばえのしない、なんでもない毎日も、人生の大きな宝ものです。

　お母さんの味つけを好ましいものとして舌がすっとおぼえているように、家族とのかかわりのなかで過ごした毎日は、おとなになってからも消えてなくなることのない「芯」として、その人のなかにいつまでもあり続けます。

　家庭の味ともいえるお母さんの味つけや、食卓を囲んだときにかわされる会話、そこに流れる空気というものは、それぞれの家族に固有のものです。

　そして、あたりまえのように過ごしてきた日常生活のなかでも、ことに家族と過ごした時間というものは、じつは人生の大きな宝ものなのです。

　「えー、家族といっしょの時間なんて、変わりばえのしない毎日のくり返しにすぎないけど……」

◆ 次の空欄にあてはまる漢字を書きましょう。

① □学生のときに、生物の□化について学んだ。

② 不思議な□を見て、目が□める。

③ □製品は、アレルギーがあるので、成分を見てから□ぶ。

④ プラスチックが、□□生物の命を危険にさらしている。

⑤ 廃校が、「道の□」などに□用される。

⑥ 世□のうわさ□には興味がない。

⑦ チョウが□化するまでの観察記□を書く。

⑧ □道から美しい□る舞いを学ぶ。

⑨ 好奇心の強い人は□極的に行動し、□向きな性格だ。

⑩ 毎日□う物は、手の届くところに□く。

フリガナ

お名前

ご住所　〒□□□−□□□□

　　　　　　　都　道　　　　　　　　　　　区　市
　　　　　　　府　県　　　　　　　　　　　郡

ご連絡先　TEL　（　　　）　　　（　　　）

Eメール　　　　　　　　　　　　＠

「お客さまアンケート」ご協力のお願い

この度は、くもんの商品をお買い上げいただき、誠にありがとうございます。

わたしたちは、出版物や教育関連商品を通じてこれからの未来に貢献できるよう、日々商品開発を行なっております。

今後の商品開発や改訂の参考とさせていただきますので、本商品につきまして、お客さまの率直なご意見・ご感想をお聞かせください。

裏面のアンケートにご協力いただきますと、
「図書カード（1,000円分）」を
抽選で毎月100名様に、プレゼントいたします。

※「図書カード」の抽選結果は、賞品の発送をもってかえさせていただきます。

「お客さまアンケート」個人情報保護について

「お客さまアンケート」にご記入いただいたお客さまの個人情報は、以下の目的にのみ使用し、他の目的には一切使用いたしません。

①弊社内での商品企画の参考にさせていただくため
②当選者の方へ「図書カード」をお届けするため

なお、お客さまの個人情報の訂正・削除につきましては、下記の窓口までお申し付けください。

くもん出版お客さま係
東京都港区高輪4-10-18 京急第1ビル 13F
0120-373-415 （受付時間 月〜金 9：30〜17：30　祝日除く）
E-mail info@kumonshuppan.com

生 年 月（西暦）		（歳）	性別	男 / 女
	年 月			

お買い上げの年月（西暦）　年 月

お買い上げの書店名

この商品についてのご意見、ご感想をお聞かせください。

Q1 内容面では、いかがでしたか？
1. 期待以上　2. 期待どおり　3. どちらともいえない
4. 期待はずれ　5. まったく期待はずれ

Q2 それでは、価格的にみて、いかがでしたか？
1. 十分見合っている　2. 見合っている　3. どちらともいえない
4. 見合っていない　5. まったく見合っていない

Q3 この本のことは、何で知りましたか？
1. 広告を見て　2. 書評・紹介記事で　3. 人からすすめられて
4. 書店で見て　5. その他（　　　　　　　　　　　）

Q4 この本をどなたが選びましたか？（　　　　　　　　　　　）

Q5 この本の内容についてお聞きします。
①この本をやり終えた後、最初に比べて音読速度は速くなりましたか？
1. 速くなった　2. 変化なし　3. 遅くなった
理由（　　　　　　　　　　　）
②漢字書き取りの難易度はどうでしたか？
1. 難しすぎた　2. ちょうどよかった　3. やさしすぎた
理由（　　　　　　　　　　　）
③カウンティングテストの時間の変化は？
1. 速くなった　2. 変化なし　3. 遅くなった
④単語記憶テストの語数の変化は？
1. 増えた　2. 変化なし　3. 減った
⑤ストループテストの時間の変化は？
1. 速くなった　2. 変化なし　3. 遅くなった
⑥スマホでトレーニングの所要時間を記録・確認する機能を使いましたか？
1. 使った　2. 使ったが途中で使わなくなった　3. 使わなかった
理由（　　　　　　　　　　　）

Q6 今後、このトレーニングを続けるとしたら、どのような商品をご希望ですか？
1. 今の内容と同じもの　2. 今よりやさしいもの　3. 今より難しいもの
内容（　　　　　　　　　　　）

Q7 本を使い終えた感想やご自身の記録を、今後の企画や宣伝・広告などにご活用させていただくことはできますか？
1. 弊社より電話やお手紙でお話を伺ってもよい　2. 文書の感想は使ってもよい
3. 情報提供には応じたくない

ご協力、どうもありがとうございました。

きりとり線

＜くもん出版の商品について お知りになりたいお客さまへ

くもん出版では、乳幼児・幼児向けの玩具・絵本・ドリル から、小中学生向けの児童書・学習参考書、一般向けの 教育書や大人のドリルまで、幅広い商品ラインナップを 取り揃えております。詳しくお知りになりたいお客さま は、ウェブサイトをご覧ください。

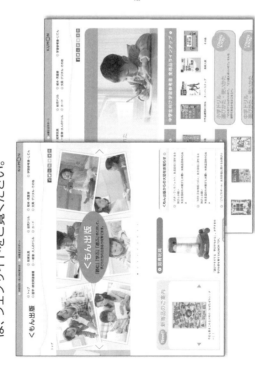

＜くもん出版ウェブサイト　https://www.kumonshuppan.com/

＜くもん出版｜　検索

＜くもん出版直営の通信販売サイトもございます。

Kumon shop：｜ Kumon shop　検索

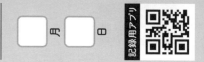

◆ 次の文章を声に出してできる限り速く一回読みましょう。

庭の追憶　　　　　　　　　寺田寅彦

郷里の家を貸してあるＴ氏からはがきが来た。平生あまり文通をしていないこの人から珍しい書信なので、どんな用かと思って読んでみると、

郷里の画家の藤田という人が、筆者の旧宅すなわち現在Ｔ氏の住んでいる屋敷の庭の紅葉を写生した油絵が他の一点とともに目下上野で開催中の国展に出品されているはずだから、暇があったら一度見に行ったらどうか。

という親切な知らせであった。さっそく出かけて行ってその絵に出くわした。これだとわかった時にはちょうどその絵に出くわした。これだとわかった時にはちょうどその絵に出くわした。これだとわかった時にはちょうどその絵に出くわした。これだとわかった時にはちょうどその絵に出くわした。

という親切な知らせであった。さっそく出かけて行ってみたら、たいして捜すまでもなくすぐに第二室でその絵に出くわした。これだとわかった時にはちょうどと不思議な気がした。それはたとえば何十年も会わなかった少年時代の友だちにでも引き合わされるようなものであった。

第30日

◆ 次の空欄にあてはまる漢字を書きましょう。

正答率

① 大学の専攻を真□に□える。

② 真□になると、室温の調節に□労する。

③ 保育園で運動会の予行□□をする。

④ 駄菓子屋の□平糖や酢□布、水あめが好きだ。

⑤ 通勤には、バスと地下□を乗り□ぐ。

⑥ パソコンの機□選びで、専門家に□言を求める。

⑦ 消費者の声から、製品の□□点を見つける。

⑧ 量□化を進めて、価格競□に勝つ。

⑨ 母親が□□の買い物を娘に頼む。

⑩ 外科医の□威が、心臓移□手術を執刀する。

第29日 76ページ ① 中 進 ② 夢 覚 ③ 乳 選 ④ 海 洋 ⑤ 駅 活 ⑥ 間 話 録 ⑦ 羽 録 ⑧ 茶 振 ⑨ 積 前 ⑩ 使 置 活

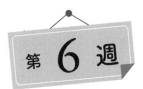

第 **6** 週　　前頭葉機能検査　　☐ 月 ☐ 日

Ⅰ　カウンティングテスト

1から120までを声に出してできるだけ速く数えます。
数え終わるまでにかかった時間を計りましょう。

☐ 秒

Ⅱ　単語記憶テスト

まず、次のことばを、**2分間**で、できるだけたくさん覚えます。

しばい	じてん	べると	のうど	いじん	ひので
とだな	でんち	つぼみ	ころも	ぬりえ	ほうふ
げんご	へんじ	きりん	いなご	おやつ	ひんと
とんび	おんど	なふだ	ちいき	ごぜん	てんぐ
おんぶ	ぴあの	げざん	まつり	はがき	きねん

覚えたことばを、裏のページの解答用紙にできるだけたくさん書きます。
2分間で、覚えたことばを、いくつ思い出すことができますか？

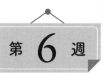

II 覚えたことばを、**2分間**で 	 に書きましょう。

[単語記憶テスト解答欄]

正答数

語

III 別冊9ページの「**ストループテスト**」も忘れずに行いましょう。

◆ 次の文章を声に出してできる限り速く一回読みましょう。 ▶ 音読開始時刻 ☐分☐秒

遠雷

立松和平

汗ばんだビニールが眩しかった。よく見れば微小な水滴一粒一粒が虹を含んでいた。ふくれて重みが支えきれなくなると、水滴は涙のように流れ落ちた。そこから陽光が鋭く射してきた。満夫は汗に温った丸首シャツを脱いで頭上の鉄パイプにかけた。黄ばんだシャツから湯気が昇った。灼けた鉄パイプはうっかり握ると火傷をした。

午後から急に日射しが強くなった。たぶん今年一番の暑さだ。トマトの根が力強く土を噛み実をふくらませていく様子が浮かんだ。露地物のトマトはやっと苗を植えたばかりの頃だった。満夫は根元から地中温度計を引きぬいて見た。あわてて天窓を開き、ビニールをめくって隙間をつくった。柔らかく風が吹込み、蒸れた土のにおいの中に今ちらながら気づい

た。

◼ 音読終了時刻 ☐分☐秒 ／ 所要時間 ☐分☐秒

81

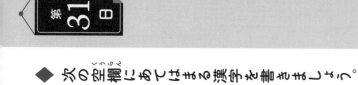

◆ 次の空欄にあてはまる漢字を書きましょう。

① □朝出勤で仕□の能率を上げる。

② 川や湖で外来□が□えている。

③ リくビリのため、□の周囲でウォーキングを□める。

④ 観光ガイドが、文化□の来□を語る。

⑤ ドライバーには、□全運転の□務がある。

⑥ □道具屋で、中国清時代の小□を見つける。

⑦ □葉した日本□園をめぐる。

⑧ 吹□楽部で□楽器を吹く。

⑨ □□浴には、疲労回復効果もある。

⑩ 新連載の小説は、北海道を舞台に□□する。

第30日	78ページ	① 種剣考	② 夏苦	③ 練習	④ 金昆	⑤ 鉄継
		⑥ 種助	⑦ 改良苦	⑧ 産争	⑨ 夕飯	⑩ 権植

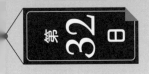

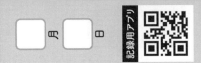

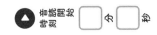

月　　日

◆　次の文章を声に出してできる限り速く一回読みましょう。

時音読開始　　分　　秒

不如帰（ほととぎす）　　　　　　　　　　　　　　　　　　　　　徳冨蘆花（とくとみろか）

　上州伊香保千明の三階の障子開きて、夕景色をながむる婦人。年は十八九。品よき丸髷に結いて、草色の紐つけし小紋縮緬の被布を着たり。

　色白の細面、眉の間やややせまりて、頬のあたりの肉寒げなるが、疵といわば疵なれど、痩形のすらりとしおらしき人品。これや北風に一輪勁きを誇る梅花にもあらず、また霞の春にほのかににおう月見草と品定めもしつべき婦人。

　春の日脚の西に傾きて、遠くは日光、足尾、越後境の山々、近くは小野子、子持、赤城の峰々入り日を浴びて、桜花やかに夕栄えすれば、下の榛雑離れて啞々と飛び行く烏の声までも金色に聞こゆる時、雲二片逢々然と赤城の背よりうかび出でたり。

時音読終了　　分　　秒／所要時間　　分　　秒

83

◆ 次の空欄にあてはまる漢字を書きましょう。

① 接［　］のポイントは、自［　］な笑顔と身だしなみだ。

② 欲しかった［　］本をもらって、孫が大［　］びする。

③ 駅前の［　］［　］に雑居ビルが建つ。

④ ［　］［　］薬には植物だけでなく、動物や鉱物も使われている。

⑤ 高齢者に［　］しい、エレベーター付き歩道橋［　］がある。

⑥ リスクを［　］らして、［　］営難を乗り越える。

⑦ 九十歳の［　］寿の会に、［　］電を打つ。

⑧ コーチは、［　］績不振に悩む選手を［　］え続けた。

⑨ 箱根駅伝の［　］［　］に、白バイが活躍する。

⑩ ［　］［　］の指示で、駐車場から道路に出る。

◆ 次の文章を声に出してできる限り速く一回読みましょう。

▲音読開始　分　秒

登山趣味

正宗白鳥

日本は四面海に囲まれていながら、海洋の文学が乏しい。海上生活を描いた傑れた文章が無い。しかし、山岳に関する文章は、明治以後にも可成り現れているようである。

私は山を好む。それは山の空気は下界とは異り、爽やかであるためである。山を好むと云っても、身体贏弱であるため、実際、高山く登ったことは殆んど無いのだ。最もよく登った山は故郷の後ろの山で、年少の頃から老年の今日にいたるまで、故郷に住む間は、殆んど毎日のように登っている。井分位で頂上に達せられる程の小さな山で、中央山脈やヒマラヤ山を踏み破る豪傑的登山には比ぶくくもないが、それでも私だけの登山趣味はあるのだ。

■音読終了　分　秒 ／ 所要時間　分　秒

85

◆ 次の空欄にあてはまる漢字を書きましょう。

① 【は】【な】見の弁当を【じゅう】箱に詰める。

② 食道に【い】【さん】が逆流すると、胸やけなどが起こる。

③ 盆【お】り大会で開かれるのど自【まん】に参加する。

④ 【ざん】業で遅くなると、【いえ】に電話する。

⑤ 【と】書館の本を期日までに【へん】却する。

⑥ 【かぶ】【ぬし】優待券で豪華な食事をする。

⑦ 環境【しょう】では、大気汚染物質PM2.5を【そく】定している。

⑧ 建築には、【むかし】ながらの【しゃ】貫法も使われている。

⑨ 彼は、昆虫の【さい】【みつ】画がうまい。

⑩ 優【しょう】者は、スタート から独【そう】状態でゴールした。

第32日 84ページ ① 客 然 経 ② 絵 祝 喜 ③ 更 支 地 ④ 先 漢 方 ⑤ 優 橋 ⑥ 減 経 ⑦ 卒 祝 ⑧ 成 支 ⑨ 先 導 ⑩ 係 員

◆　次の文章を声に出してできる限り速く一回読みましょう。

石段上りの街　　萩原朔太郎

私の郷里は前橋であるから、自然子供の時から、伊香保へは度々行って居る。「伊香保はどんな所です」というような質問を皆から受けるが、どうもこうした質問に対してはっきりした答をすることはむずかしい。

併し簡単に言えば、常識的の批判からみて好い温泉である。ここに常識的といったのは、自然や設備の上で中庸という好みを意味して居る。だから特別の新らしい趣味で、赤城や軽井沢のような高原的風望を好いという人や、反対に少し古い趣味で塩原のようなアカデミックの景色――山あり、谷あり、滝あり、紅葉あり――といったような景色――を悦ぶような人や、その他特別の奇がらない別の意味での情趣をたずねるような人には、伊香保はあまり好かれない温泉である。併しその特別の奇がない、それだけ感じの落付いたおっとりした所でもある。

第34日

◆ 次の空欄にあてはまる漢字を書きましょう。

① 地震を正確に□□□することは難しい。

② ハロウィーンの□装パレードのルートを□見する。

③ 心にしみた□□のフレーズを書き留める。

④ 全員を□めて、早朝の点□をする。

⑤ □舗□張の設計図が完成する。

⑥ 待ち合わせ場所を探して、ビルの中を□往□往する。

⑦ 経□界に□雲がたれ込める。

⑧ □の□台からくそくりが見つかる。

⑨ 駅の□内で□物の積み降ろしをする。

⑩ 売買契□の□件を満たす。

◆ 次の文章を声に出してできる限り速く一回読みましょう。　●音読開始　　分　　秒

重耳 沙中の黎明　　　　宮城谷昌光

口をあけると、その者は、晋人であることがわかる。

歯が黄色いからである。

そのように、かれらはあるとき黄河の支流である汾水のほとりに国を樹て、黄色い砂の降り積もる高地の上で暮らしてけた。

が、晋人とは、何者であろう。

謎といえば、これほどの謎はない。

中国ではじめて晋という国がつくられたのは周王朝の初期であろう。西暦でいえば、紀元前一〇〇〇年の前後だとおもえばよい。ところが晋国の成立について、じつにふしぎな伝説がある。

周王朝を開いた武王に五人の児があった。一人は大姫といい、長女である。あとの四人は男児で、長男を誦といい、武王の死後、数年して、王位に即き、成王と称した。

●音読終了　　分　　秒　／所要時間　　分　　秒

89

◆ 次の空欄にあてはまる漢字を書きましょう。

① 夏(なつ)は、[えん]分(ぶん)の[ほ]給(きゅう)もたいじだ。

② 男鹿半(おがは)[とう]のなまはげは、人々(ひとびと)の間(あいだ)で伝(でん)[しょう]されてきた。

③ [らく][らい]のせいで、地域(ちいき)一帯(いったい)が停電(ていでん)する。

④ 多方(たほう)[めん]の人(ひと)に[しゅ]材(ざい)して、事故(じこ)の真相(しんそう)を探(さぐ)る。

⑤ 選(せん)[きょ]期間中(きかんちゅう)、ラジオとテレビで[せい]見(けん)放送(ほうそう)が流(なが)れる。

⑥ 前方(ぜんぽう)に立(た)ちはだかる[がん][ぺき]に、クライマーがアタックする。

⑦ ITの技術(ぎじゅつ)[はっ]展(てん)は経済(けいざい)に大(おお)きな[は]及(きゅう)効果(こうか)をもたらす。

⑧ 新入生(しんにゅうせい)を水(すい)[えい]部(ぶ)に[かん]誘(ゆう)する。

⑨ 姉(あね)と[い]い[あらそ]いをしたことを後悔(こうかい)する。

⑩ 動物(どうぶつ)[あい][ご]週間(しゅうかん)には、ペットの里親(さとおや)探(さが)しも行(おこな)われた。

第34日 88ページ
① 予 知　② 仮 下　③ 歌 詞　④ 集 呼　⑤ 店 拡
⑥ 右 左　⑦ 済 暗　⑧ 母 鏡　⑨ 構 貨　⑩ 約 条

答えは94ページにあります。

前頭葉機能検査

☐ 月 ☐ 日

Ⅰ カウンティングテスト

1から120までを声に出してできるだけ速く数えます。
数え終わるまでにかかった時間を計りましょう。

☐ 秒

Ⅱ 単語記憶テスト

まず、次のことばを、**2分間**で、できるだけたくさん覚えます。

あやめ	あんこ	ひのき	えきす	ねおん	ぺんち
みほん	しじみ	あられ	はやし	なごり	さかな
やたい	えくぼ	ひるま	たすき	かまど	なっつ
はいく	えのき	ちぇろ	そふと	こあら	めいよ
えんぎ	まいく	こよみ	さざえ	のうか	ゆびわ

覚えたことばを、裏のページの解答用紙にできるだけたくさん書きます。
2分間で、覚えたことばを、いくつ思い出すことができますか?

Ⅱ 覚えたことばを、**2分間**で □□□ に書きましょう。

[**単語記憶テスト解答欄**]

Ⅲ 別冊10ページの「**ストループテスト**」も忘れずに行いましょう。

◆ 次の文章を声に出してできる限り速く一回読みましょう。

音読開始 時刻　□分□秒

佐久間象山 ペリーがおじぎした日本人

童門冬二

幕末に、日本を開国させたのはいうまでもなくアメリカからやって来たペリーだが、かれは「マシュー・カルブライス・ペリー」といい、日本に来た頃はアメリカの東印度艦隊の司令長官だった。海軍中将である。

このころかれは、フィルモア大統領から特命を受けた。それは、

「太平洋航路を辿って中国へ向かうアメリカ船が、途中で燃料や食糧に不足を来したり、あるいは船中に病人を出したりしたときに、寄港して燃料・食糧の補給を行ない、また病人を上陸させて病院に入れ看病をしてもらえるような港を日本に求めよ」

ということだった。しかってこの段階でのペリーに課された「日本開国」の目的は、「貿易」ではない。

音読終了 時刻　□分□秒　／　所要時間　□分□秒

◆ 次の空欄にあてはまる漢字を書きましょう。

正答率

① 春にまいたヒマワリの[種]が、大[輪]の花を咲かせる。

② カルチャーセンターの[仲]間と[写]生旅行をする。

③ 移動[販]売車は、お[年]寄りの買い物の助けになっている。

④ [投]稿した[俳]句が、注目の的になる。

⑤ 達[筆]すぎる文字より、読みやすい文字が[好]まれる。

⑥ 生[徒]を引[率]して遠足に出かける。

⑦ 筋肉量の少ない女の人は、[冷]え[性]になりやすいそうだ。

⑧ ワイン醸造所から、[試][飲]会の招待状が届く。

⑨ [延]長戦で、満塁サヨナラホームランを[打]つ。

⑩ 応急手[当]ての講習で、止血の[基]本を学ぶ。

第35日 90ページ ① 塩 補 ② 島 承 ③ 落 雷 ④ 面 取 ⑤ 挙 政 ⑥ 岩 壁 ⑦ 発 波 ⑧ 泳 勧 ⑨ 言 争 ⑩ 愛 護

◆ 次の文章を声に出してできる限り速く一回読みましょう。　▶ 音読開始　分　秒

津軽野　　　　若山牧水

青森駅を出ると直ぐに四辺の光景は一変した。右も左も茫々漠々たる積雪の原を走って行くのである。汽車の中にはストーブが真赤に燃えていた。

窓のガラスが急に真白に輝くのに驚くと、汽車は小山の間に走り入っているので、其処の傾斜に積った雪が窓全体に映り輝いているのである。所によると五、六尺からの厚みを見せて雪の層の辷り落ちたあとなどが映る。今朝は近来にない晴天で、山間を出外れると、今度は紫紺の美しい空に我らが、夏雲の峰がその外輪だけを白銀色に光らせて浮んでいる。この雲もこの北国に来てから初めて見たものである。私の国などでは見られない。

大釈迦駅に着くと、二人の青年が惟しく私の窓に走り寄った。

■ 音読終了　分　秒　／　所要時間　分　秒

◆ 次の空欄にあてはまる漢字を書きましょう。

① ボーナスで□□文学全集を買いそろえる。

② 単調な□□れの音が心地よい。

③ 強風で落ちた□□を掛け替える。

④ 昨□から□雪が舞い始めた。

⑤ □□林には、樹液を求めて昆虫が集まる。

⑥ 同僚の□告で、新しいお客を□得できた。

⑦ 第一□□の学校を目指して勉強する。

⑧ 家電量販店で、新しい調理□□を買う。

⑨ 友人に誘われ、高□の別□で涼しい夏を過ごす。

⑩ □くなると白鳥が□来する。

① 徒種 輪 ② 仲 冷写 性 ③ 試販 飲 年 ④ 延投 打俳 ⑤ 当筆 基好

⑥ 徒率 ⑦ 冷性 ⑧ 試飲 ⑨ 延打 ⑩ 当基

◆ 次の文章を声に出してできる限り速く一回読みましょう。

アド・バルーン

織田作之助

　その時、私には六十三銭しか持ち合せがなかったのです。

　十銭白銅六つ、一銭銅貨三つ。それだけを握って、大阪から東京まで線路伝いに歩いて行こうと思ったのでした。思えば正気の沙汰ではない、がむこう見ずはもともと私にとっては生れつきの気性らしかったし、それに、大阪から東京まで何里あるかも判らぬその道のりも、文子に会いに行くのだと思えば遠い気もしなかった、――というものの、せめて汽車賃の算段がついてからという考えも、勿論泛ばぬこともなかった。が、やはりテクテクと歩いて行ったのは、金の工面に日の暮れるその足で、少しでも文子のいる東京へ近づきたいという気持にせよ、立てられたのと、一つには放浪の郷愁でした。

◆ 次の空欄にあてはまる漢字を書きましょう。

正答率

① 〔が〕務大〔じん〕が、記者会見で公式見解を述べる。

② インターハイ初出場を祝って、応〔えん〕の横断〔まく〕を作る。

③ 朝もやの中、〔き〕きしに勝る絶景の温〔せん〕につかる。

④ 〔げ〕宿を探している友人に同〔じょう〕を持ちかける。

⑤ 切れなくなった〔ほう〕〔ちょう〕を研ぐ。

⑥ 〔そん〕〔けい〕語と謙譲語を間違えて、恥ずかしい思いをする。

⑦ 今年の大掃除は、障〔じ〕の張り替えに〔ちょう〕戦する。

⑧ 〔ちゅう〕夜を〔と〕わず線路の復旧作業に努める。

⑨ 今日は風邪〔ぎ〕〔み〕なので早退する。

⑩ 市民農園で収〔かく〕した〔や〕菜を両親に送る。

第37日 96ページ
① 古典 ② 雨垂 ③ 看板 ④ 夜粉 ⑤ 雑木
⑥ 忠獲 ⑦ 希望 ⑧ 器具 ⑨ 原社 ⑩ 寒飛

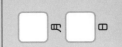

◆　次の文章を声に出してできる限り速く一回読みましょう。　　　　　　　●音読開始　　分　　秒

絵合せ　　　　　　　　　　　　　　　　　　庄野潤三

　炬燵で宿題をしている良二が、うつむいている顔を上げて、何か考えようとすると、額に不揃いな鬚が寄る。

　小学三年の時に（いまは中学二年だが）、学校の廊下を走っていて、友達とぶつかって大きなこぶが額に出来た。友達の方は前歯がぐらぐらになった。

　どうしてそんなに勢いよくぶつかったんだろうと思うが、良二の話によると、

「ぼくが走って来たら、向うから豊田君がかけて来て、それでぶつかった」

　というのであった。

　よけられなかったのかと聞くと——あとでそんなことを聞くのも間が抜けているが——そこは狭いところであったという。

　　　　　　　　　　　●音読終了　　分　　秒　／　所要時間　　分　　秒

◆ 次の空欄にあてはまる漢字を書きましょう。

① 海外に□□出している日本の絵画を調□する。

② ホテルでは、□□品をフロントに預ける。

③ 突然の□痛で、目の前の□局に飛び込む。

④ □の女には、声□家としての素質がある。

⑤ あの飲□店には、常□客だけのメニューがあるらしい。

⑥ 沖縄は、気温も□□も下がる十月頃が過ごしやすい。

⑦ 高速□路を使って、海□いのレストランに行く。

⑧ 野外コンサートが、□□候のため中止になる。

⑨ 五月に、一□間の日□で船旅をする。

⑩ きのこ狩りでは、□きのこの見□めが難しい。

◆ 次の文章を声に出してできる限り速く一回読みましょう。

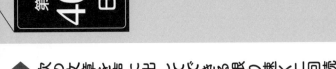

恋ほおずき　　諸田玲子

空は薄曇り。風はまだうすら寒い。

春とはいえ、こんな日はそそくさと家路につきたくなるものだが、江戸市中は行き交う人々でにぎわっていた。辻々から聞こえてくる太鼓の音に合わせて拍子をとる若衆や、おどけた手振りで練り歩く老人もいる。

二月（陰暦）のはじめの午の日は初午で、稲荷神社の祭日である。子供の祭でもあるので、終日、子供たちは太鼓や笛を鳴らして浮かれ騒ぐ。

江戸で目につくものは「伊勢屋稲荷に犬の糞」と言われるように、伊勢屋の看板、犬の糞に負けないくらい、江戸には稲荷神社が多い。お稲荷さまは地所の守りという神、商売繁盛の神様でもある。町内にはたいがいひとつは稲荷があった。大名屋敷や大身の旗本屋敷、大商人の家の庭の隅にも祠が祀られている。

◆ 次の空欄にあてはまる漢字を書きましょう。

① 視界が悪いときは、車間 [　] [　] をしっかり保って走る。

② [　] 院に自家発電機を設 [　] する。

③ 四つ [　] を直進して、[　] 線道路に出る。

④ パソコンは、重 [　] データを必ず消 [　] してから廃棄する。

⑤ 話 [　] の映画が全 [　] で公開される。

⑥ 兄 [　] [　] は、民宿を経営している。

⑦ 注文の [　] 理を [　] れないようにメモする。

⑧ 不 [　] にも寝 [　] して、だいじな会議に遅刻する。

⑨ [　] [　] 内海には、小さな島が点在している。

⑩ 卒 [　] 生を代表して答 [　] を述べる。

第39日　100ページ　① 湿 流 査　② 貴 重　③ 腹 薬　④ 彼 索　⑤ 食 連
⑥ 湿 度　⑦ 道 沿　⑧ 悪 天　⑨ 調 程　⑩ 毒 極 連

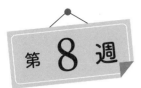

第8週 前頭葉機能検査　☐月☐日

I　カウンティングテスト

1から120までを声に出してできるだけ速く数えます。
数え終わるまでにかかった時間を計りましょう。

☐ 秒

II　単語記憶テスト

まず、次のことばを、**2分間**で、できるだけたくさん覚えます。

ひばな	きあつ	おなか	にしん	にほん	からだ
めだま	いりえ	でんわ	ろんご	めがみ	あっぷ
もっぷ	みどり	ほかん	あひる	めだか	くぼみ
むかし	すもも	ぶんこ	にきび	らくご	ずこう
つばき	うどん	めいく	もぐら	ことば	たいこ

覚えたことばを、裏のページの解答用紙にできるだけたくさん書きます。
2分間で、覚えたことばを、いくつ思い出すことができますか？

第8週

Ⅱ 覚えたことばを、**2分間**で ☐ に書きましょう。

[単語記憶テスト解答欄]

正答数

☐ 語

Ⅲ 別冊11ページの「**ストループテスト**」も忘れずに行いましょう。

月　日

◆ 次の文章を声に出してできる限り速く一回読みましょう。

時刻開始　　分　　秒

瑞枝さんの原付

長嶋有

フラココ屋の二階にきて一週間になる。部屋には和箪笥が一つ、本棚が一つ、大きな食器棚と鏡台もある。それらが壁際ではなく部屋の真ん中に並んでいる。箪笥の手前に食器棚を置いて、箪笥の中身を取り出すとどうするのだろうとはじめは思った。すぐにここは倉庫代わりなのだと気付いたが、フラココ屋は西洋アンティーク専門店だから、和箪笥や鏡台があるのが不思議だ。壁際には号数の大きな、額装された絵画も何枚か、これは薄い布をかけられている。鏡台は押入れの前にあり、布団を出すのに苦労した。狭い部屋の端に布団を敷くと六畳間はほぼいっぱいになる。

フラココ屋の真ん前は横断歩道で、夜はカーテンのない窓から歩行者信号機の赤い光が差し込む。時折、車が遠慮のない勢いで通り過ぎる。

時刻終了　　分　　秒 ／ 所要時間　　分　　秒

◆ 次の空欄にあてはまる漢字を書きましょう。

① 　　明かりの雪で、窓の外は　　っ白だ。

② 手紙文には「　　　　」などの頭語をつけるのが一般的だ。

③ 　　場の周りに　　宅が増える。

④ シルクロードは、　　　　文明が交流する道だった。

⑤ 防　　のため、倉の扉を　　鉄製に取り換える。

⑥ ラジコンで模型自動車を　　　　する。

⑦ 上司のねぎらいの一　　で、これまでの努力が　　われた。

⑧ 我が社は、福利　　生の施設が　　実している。

⑨ 社員には、実力が発　　できる仕事を　　り振る。

⑩ 正　　を長くすると、足がしびれて　　る。

月　　日

◆　次の文章を声に出してできる限り速く一回読みましょう。

●　音読開始時刻　　　分　　秒

初代トラちゃんの話

群ようこ

初代のトラちゃん親子が我が家にやってきたのは、今から十五年前の五月のはじめだった。その日の昼すぎ、私と母親は居間の窓を開けっぱなしにしたまま、台所で皿洗いをしていた。そのとき、私たちの耳に、

「ガッシャーン」

というすさまじい音がきこえてきた。

「あっ!!」

私たちは思わず顔を見合わせた。あんな大きな音をたててひっくりかえるものなんて、テレビの上に置いてある、ビンタちゃんの金属製の鳥カゴしかない。私たちは皿とふきんを放りなげ、

「ビンタちゃん、大丈夫」

と名前を呼びながらあわてて走っていった。しかし、私たちの目の前に繰り広げられていたのは、まさに修羅場であった。

●　音読終了時刻　　　分　　秒　／　所要時間　　分　　秒

◆ 次の空欄にあてはまる漢字を書きましょう。

① ☐(あたら)しい☐(こう)運機を購入する。

② 夜も暑くて、エアコンを一☐(ばん)中フル☐(か)動させる。

③ 有望な☐(り)士を探して、全国を☐(と)び回る。

④ 中国が誇る☐(ばん)☐(り)の長城を歩く。

⑤ 有☐(めい)作家による未☐(かん)成の小説が見つかる。

⑥ ☐(す)を使った味付けで、料理を☐(げん)塩にする。

⑦ 青☐(さかな)のDHA、EPAは、認知症予防にも有☐(こう)らしい。

⑧ 出☐(か)する製品の☐(よご)れや傷を検査する。

⑨ 部長の補☐(さ)役が、他社に引き☐(ぬ)かれる。

⑩ ☐(てい)電で☐(しん)☐(ごう)がつかず、警察官が交差点に立つ。

◆ 次の文章を声に出してできる限り速く一回読みましょう。

灰色の午後　　　　　　　　　　佐多稲子

大晦日の夜、浅草へ出かけてくるというのも、連れ立っている三人の女たちの、三人とも何か自分を仕かけるような気分からであった。おたがいがそれを認め合い、双方から持ち寄るような気分であった。だから三人はわざとはしゃいでいる。まだ宵の口の仲見世はやはり大晦日という気分で雑鬧していた。流れてゆく足音が、両側の店の明るい灯の中で、夜空に抜けてゆくように高かった。今日は着物で黒びろうどのショールをかけ、白粉けの見える顔を正面に振り上げたよう な姿勢のままで吉本和歌は、持ち前の歯切れのよい口調で云った。

「浅草へ来たんだから、やっぱり先ず観音様をおがまなきゃいけないわね」

「おみくじをひこうなんて云い出すんじゃないの、いやよ」

◆ 次の空欄にあてはまる漢字を書きましょう。

① 実現の ☐☐ 性が高い企画から着手する。

② お ☐ さんから自家製の ☐ 干しをもらう。

③ ☐☐ な表現で内容を伝える。

④ 石や鉄を ☐ む隕石は、 ☐ 成によって三種類に分けられる。

⑤ 冬でも ☐ かい ☐ 内に観葉植物を置く。

⑥ ☐ なる業界との交流で、社員は ☐ つ。

⑦ 田舎は外 ☐ が少なくて、夜になるととても ☐ い。

⑧ 公 ☐ 事業の入 ☐ に参加する。

⑨ ☐ しぶりの晴天で、洗濯物がよく ☐ く。

⑩ 足音が、 ☐☐ に遠のいていく。

第42日 108ページ ① 新 耕 ② 晩 稼 ③ 荷 力 ④ 汚 飛 ⑤ 停 名 ⑥ 酢 減 ⑦ 魚 効 ⑧ 荷 ⑨ 佐 抜 里 ⑩ 号 完

◆ 次の文章を声に出してできる限り速く一回読みましょう。

● 音読開始　　分　秒

孤島の鬼　　江戸川乱歩

私はまだ三十にもならぬに、濃い髪の毛が一本も残らずまっ白になっている。このような不思議な人間がほかにあろうか。かつて白頭宰相といわれた人にも劣らぬ見事な綿帽子が、若い私の頭上にかぶさっているのだ。私の身の上を知らぬ人は、私に会うと第一に私の頭に不審の眼を向ける。無遠慮な人は、挨拶もそこそこに、先ず私の白頭についていぶかしげに質問するのだ。これは男女にかかわらず、私を悩ますところの質問であるが、そのほかにもう一つ、私に聞きにくる疑問がある。恐ろしく親しい婦人だけがそっと私に聞きにくる疑問がある。それは私の妻の左側の腿の上部の所にある、恐ろしく大きな傷の痕についてである。そこには不規則な円形の、大手術の痕かと見える、むごたらしい赤痣があるのだ。

● 音読終了　　分　秒　／　所要時間　　分　秒

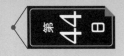

◆ 次の空欄にあてはまる漢字を書きましょう。

① 入社して来使っているかばんは、年□□が入っている。

② 役所に□□状を持参する。

③ 企業合併によって組□の再□が進む。

④ □裁をするなら、両□の話をよく聞こう。

⑤ 夢は、笑いを途切れさせない□□俳優になることだ。

⑥ レストランでは、□□用の小さい椅子を準備する。

⑦ ビーカーの□に溜まった□殿物を分析する。

⑧ 電車□をインターネットで□べる。

⑨ カレーライスには、□神漬けが□かせない。

⑩ レントゲンの結果、腕の□折は完□していた。

① 可能 ② 隣梅 ③ 簡潔 ④ 合組 ⑤ 暖屋
⑥ 異音 ⑦ 灯暗 ⑧ 共札 ⑨ 久乾 ⑩ 次第

記録用アプリ

◆ 次の文章を声に出してできる限り速く一回読みましょう。

▲ 音読開始 時刻 □分□秒

退屈読本 「風流」論　　　　　佐藤春夫

むずかしい題をつけている。しかし私は断るまでもなく学者ではない。なまなか学者のような口を利こうとすることは、私にあっては不自然極る。それじゃ私は何者でどんな者のように口を利けばいいか。私は知らない。但し、私の思想は今度は饒舌的に生れたのだから、私はやはりこれを饒舌で表白することが最も楽である。私は飽くまでも自然に従って楽であることを愛する――文体に於てすらも。

それにしても、風流というものは決して饒舌なものじゃない。むしろその反対のものであるらしい。それはまた、風流人にとっては、ただ感ずべきものでこそあれ、考えるべきものじゃないらしい。捕捉しようとすればあとのない香炉の煙であるらしい。

■ 音読終了 時刻 □分□秒 ／ 所要時間 □分□秒

113

◆ 次の空欄にあてはまる漢字を書きましょう。

正答率

① 外国の人に駅までの□（みち）を□（おし）える。

② 起業に□（さき）立ち、□（しょう）標の登録申請をする。

③ 妻と一緒に漢字検定の四□（きゅう）を□（じゅ）験する。

④ □（ぶん）□（か）祭で手作りのクッキーを売る。

⑤ □（せい）確なシュートが、第一戦の勝□（り）を呼び込んだ。

⑥ □（すみ）火で□（や）いた魚はおいしい。

⑦ 試験勉強の前に、散□（らん）する□（こえ）を片付ける。

⑧ 大□（す）きな日本で就職が決まり、□（えい）住を決心する。

⑨ □（はつ）売りの福引きで、一□（とう）賞が当たる。

⑩ □（きょく）地的な大雨で、被□（がい）が発生する。

第44日 112ページ

① 以　② 委任　③ 織編　④ 福仲　⑤ 音喜劇
⑥ 幼児　⑦ 底沈　⑧ 賃調編　⑨ 福欠者　⑩ 骨治劇

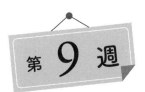

前頭葉機能検査 ☐月☐日

I カウンティングテスト

1から120までを声に出してできるだけ速く数えます。
数え終わるまでにかかった時間を計りましょう。

☐ 秒

II 単語記憶テスト

まず、次のことばを、**2分間**で、できるだけたくさん覚えます。

ふもと	きこく	らくだ	ぞうり	うわぎ	あさり
ぱせり	どうぐ	すりる	けしき	いなか	みなと
ちくわ	いるい	へいや	ざいこ	すぶた	のどか
くさり	うもう	いちご	やせい	けがわ	にもの
わさび	はかり	おじぎ	わかば	きてき	こっぷ

覚えたことばを、裏のページの解答用紙にできるだけたくさん書きます。
2分間で、覚えたことばを、いくつ思い出すことができますか？

Ⅱ 覚えたことばを、**2分間**で [＿＿＿] に書きましょう。

[単語記憶テスト解答欄]

正答数

語

（解答欄 ×30）

Ⅲ 別冊12ページの「**ストループテスト**」も忘れずに行いましょう。

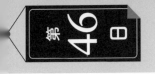

◆ 次の文章を声に出してできる限り速く一回読みましょう。 時刻開始 分 秒

土佐遊覧

井伏鱒二

　土佐に旅行して何よりも私の驚かされたのは、ここには吉井勇氏の歌や名前が広く行きわたっているということである。よその都会に行ってみても、こんなに一人の作家がその土地にこんなに広く足跡をとどめて見せるところはすくないだろう。土佐航路の会社で配ってくれた手拭にも吉井勇の短歌が染めてあった。その会社の応接間に行ってみても、吉井勇の筆蹟が壁にかけて飾ってあった。室戸岬に行く遊覧バスに乗ったときにも、吉井勇氏作詞の土佐音頭を女車掌がうたってきかせてくれた。酒の徳利にも吉井勇氏の短歌をその筆蹟を真似て書いてあった。高知市の代表的な料理屋に行ってみてもそこの女中は「吉井先生をご存じですか」とたずねる。たいていおきまりのように「あなた東京の人なら、吉井先生をご存じですか」という。

時刻終了 分 秒 ／ 所要時間 分 秒

117

◆ 次の空欄にあてはまる漢字を書きましょう。

① [多]感な青春時代に見た映[画]を思い出す。

② 大学院に進み、経営学[修]士の学[位]を取得する。

③ 固くなった[筋][肉]をストレッチでほぐす。

④ ボランティアの働きに[深][く]感[謝]する。

⑤ 制服の[貸][与]には、無償と有償がある。

⑥ [近]隣[諸]国との友好関係を大切にする。

⑦ [牧][羊]犬になるには、一年以上の訓練が必要ということだ。

⑧ 不動産の売[買]契約書に[署]名する。

⑨ スポーツの[後]は、シャワーを[浴]びるとさっぱりする。

⑩ 卵は、[栄][養]バランスのいい食品だ。

第45日 114ページ
① 道 教　② 先 商　③ 好 級 受　④ 文 化　⑤ 正 利
⑥ 炭 焼　⑦ 乱 机　⑧ 好 永　⑨ 初 等　⑩ 局 書

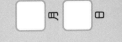

◆ 次の文章を声に出してできる限り速く一回読みましょう。　　　　　　　　　● 音読開始時刻　□分□秒

文鳥

夏目漱石

　十月早稲田に移る。伽藍の様な書斎に只一人、片附けた顔を頬杖で支えて居ると、三重吉が来て、鳥を御飼いなさいと云う。飼ってもいいと答えた。然し念の為だから、何を飼うのかねと聞いたら、文鳥ですと云う返事であった。

　文鳥は三重吉の小説に出て来る位だから奇麗な鳥に違なかろうと思って、じゃ買って呉れ玉えと頼んだ。所が三重吉は是非御飼いなさいと、同じ様な事を繰り返している。うむ買うよと云ってるうちに三重吉は黙って仕舞った。大方頬杖に愛想を尽かしたんだろうと、此時始めて気が附いた。

　すると三分ばかりして、今度は籠を御買いなさいと云いだした。

● 音読終了時刻　□分□秒 ／ 所要時間　□分□秒

◆ 次の空欄にあてはまる漢字を書きましょう。

① 仕事に□□まったときは、基本に立ち返る。

② 新しく入った看護□が注□をする。

③ 異動の辞□を社内報に□載する。

④ コスト削減のため、□□費の見直しを検討する。

⑤ データ量の多い画像や動画は、□□して送信する。

⑥ 絵画に非□な□能を見せる。

⑦ 国連への加□は、権回復後の一九五六年に実現した。

⑧ 受験生のいるお宅では、「□ちる、滑る」は禁□だ。

⑨ □い判断で、世□くの販路を開く。

⑩ 趣味を生かした□業で、人の輪を□げる。

◆ 次の文章を声に出してできる限り速く一回読みましょう。 音読開始 時刻 分 秒

文学少女

木々高太郎

父は、ミヤが女学校を卒業した年に、死んだ。

卒業した年というが、実は三月の初めであったから、まだ女学生のうちであった。

実の母はもうとっくに死んでいて、継母が来ていた。ミヤが六歳か七歳のときのことだから、はっきり記憶しているというわけではない。はっきり記憶はしていないが、甘い、なつかしい、胸のしめつけられるような、なながく身をうちまかせて、そしてとうとう沈んでしまっても悔いないような、不思議な感情を湧かせるものは、実の母の記憶であった。

ミヤは、父を好いていたであろうか。

死んでしまってから考えてみると、確かに父を好きであった。けれども、父の生きているうちは、父がたびたび嫌いになった。

音読終了 時刻 分 秒 ／ 所要時間 分 秒

◆ 次の空欄(くうらん)にあてはまる漢字(かんじ)を書(か)きましょう。

① か(刈)り い(入)れの時期(じき)は、実(じっ)□[か] の□[のう] 作業(さぎょう)を手伝(てつだ)う。

② □[ぶ]まめな母(はは)から、季節(きせつ)の□[たよ]りが届(とど)く。

③ 大(おお)きくうなずいて、□[さん]意(い)を□[しめ]す人(ひと)がいる。

④ 強(つよ)い□[かぜ]に、髪(かみ)の□[け]が乱(みだ)れる。

⑤ トラブル解決(かいけつ)には、責任(せきにん)の所(しょ)□[ざい]を□[あき]らかにするとよい。

⑥ フリーマーケットの会場(かいじょう)に雑貨(ざっか)や□[い]服(ふく)を□[はこ]び入(い)れる。

⑦ 祖父(そふ)の□[ぼ]□[ぜん]に、子(こ)どもの誕生(たんじょう)を報告(ほうこく)する。

⑧ □[し]野(や)が広(ひろ)がると、多(た)□[よう]な見方(みかた)ができるようになる。

⑨ 私(わたし)が監督(かんとく)した作品(さくひん)が、学(がく)□[えん]□[さい]で上映(じょうえい)された。

⑩ マラソンランナーのコーチとして、専(せん)□[ぞく]契約(けいやく)を□[むす]ぶ。

第47日 120ページ
① 行 詰 ② 師 射 ③ 令 掲 ④ 賢 人 件 ⑤ 圧 縮
⑥ 凡 才 ⑦ 盟 主 ⑧ 落 句 ⑨ 賢 界 ⑩ 副 広 結

桃太郎侍

山手樹一郎

（おや――）

担ぎ呉服の伊之助は目をみはった。暮れやすい秋の西日が、まだ冷んやりと片側に明るい浅草蔵前通りを着流しに雪駄ばき、卑しからぬ若い浪人者が両国の方へ歩いている。

（たしかに八、九十両、ひょっとしたら百両か――）

伊之助は商売柄、この男一皮むくと、身の軽いところから仲間では猿之助とおる盗児だ。今はすっかり足を洗っているが、昔の癖でなんとなくその浪人の懐中の金気にひかれて、駒形あたりからぶらぶらとつけてきた。別にどうしようと考えたわけではない。と、今し方そこの横丁から出た女が、ふと間にはさまって、遅れるでもなく、追いこすでもなく――気をつけて見ると、どうやら歩調を合わせているらしい。

◆ 次の空欄にあてはまる漢字を書きましょう。

正答率

① 先日(せんじつ)の台風(たいふう)は、強風域(きょうふういき)の□□(はんけい)が八百(はっぴゃく)キロメートル以上(いじょう)あった。

② 全国(ぜんこく)□(し)だけでなく、地方(ちほう)新聞(しんぶん)も縮刷(しゅく□つ)版(ばん)を発行(はっこう)している。

③ 当□(とうしょ)の開発計画(かいはつけいかく)に変□(へんこう)を迫(せま)られる。

④ □(たん)偵(てい)が活躍(かつやく)するストーリーに□(む)中(ちゅう)になる。

⑤ □(しょう)子高齢化(こうれいか)に向けて、外国(がいこく)からの□(ろう)働者(どうしゃ)に期待(きたい)する。

⑥ 実□(じっせき)を上げて、役員(やくいん)に□(しょう)進(しん)する。

⑦ 空港(くうこう)の税関(ぜいかん)で、ブランドバッグの模□(もぞう)品(ひん)が□(おう)収(しゅう)される。

⑧ わずかでも毎□(まいつき)の□(ちょ)金(きん)を心がける。

⑨ 音楽会(おんがくかい)では、□□(けいたい)電話(でんわ)の電源(でんげん)を切(き)る。

⑩ □(にわ)の打(う)ち水(みず)で□(りょう)をとる。

第48日 122ページ
① 家 農 運　② 筆 便 前　③ 賛 示 様　④ 風 毛　⑤ 任 明
⑥ 衣 運 農　⑦ 墓 前　⑧ 視 様 示　⑨ 園 祭　⑩ 属 結 明

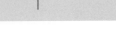
◆ 次の文章を声に出してできる限り速く一回読みましょう。

● 音読開始 〔 〕分〔 〕秒

老後の春　谷崎潤一郎

戦争後京都に住み出してから足かけ十一年になり、旧都の春秋を遺憾なく楽しんだ筈だったので、去年の暮れ下鴨の潺湲亭を人に譲って、熱海の鳴沢の興亜観音の下にある草庵に転居し、伊豆半島の東海岸の七つの浦が眺められると云う相模湾を前に、天城山や大島初島の日々の変化をよろこびながら日を送っていたのであったが、季節になるとやはり平安神宮や嵯峨野あたりが恋しくならずにはいない。去年までは京都の住人として京都の花を見たのであるが、旅の人として見る心持はどうであろうかと云う気が湧いた。

熱海のさくらは毎年三月の末から四月の初めにかけて見頃で、錦が浦の花のさかりを見終って京都へ出かけて、ちょうど平安神宮の紅枝垂に間に合う。殊に出かけしは梅が一ケ月ほどおくれ、桜も一週間ぐらいはおくれた。

● 音読終了 〔 〕分〔 〕秒　／　所要時間 〔 〕分〔 〕秒

◆ 次の空欄にあてはまる漢字を書きましょう。

① お気に入りの乳□と化□水を買う。

② 球場での引退セレモニーで、大きな□□が送られる。

③ 彼の主□に、多くの人が□調する。

④ 何事にも真摯に□り組む□勢に頭が下がる。

⑤ 渋滞することもなく、□調に大□りで向かう。

⑥ 妹の□□は、アイドルのサインだ。

⑦ 空気を循□させて、冷□房の効率を上げる。

⑧ マラソンで鍛えた□□力には自信がある。

⑨ 役員の職を□辞する人を□き伏せる。

⑩ 保□室で身長や胸囲を□る。

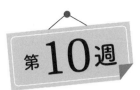

前頭葉機能検査

☐月☐日

Ⅰ カウンティングテスト

1から120までを声に出してできるだけ速く数えます。
数え終わるまでにかかった時間を計りましょう。

☐ 秒

Ⅱ 単語記憶テスト

まず、次のことばを、**2分間**で、できるだけたくさん覚えます。

あいず	さんば	むすこ	よやく	あたま	ぺだる
ひがし	だるま	にぼし	めいろ	はくい	けいと
たから	じえい	せんぞ	かめん	えいが	えのぐ
やかん	きもち	きまり	えかき	かるた	じつわ
ねらい	わがし	きぞく	ほのお	はだし	まさつ

覚えたことばを、裏のページの解答用紙にできるだけたくさん書きます。
2分間で、覚えたことばを、いくつ思い出すことができますか？

第10週

Ⅱ 覚えたことばを、**2分間**で ▭ に書きましょう。

[単語記憶テスト解答欄]

正答数

▭ 語

▭	▭	▭
▭	▭	▭
▭	▭	▭
▭	▭	▭
▭	▭	▭
▭	▭	▭
▭	▭	▭
▭	▭	▭
▭	▭	▭
▭	▭	▭

Ⅲ 別冊13ページの「**ストループテスト**」も忘れずに行いましょう。

◆ 次の文章を声に出してできる限り速く一回読みましょう。　●音読開始 □分□秒

野ばら

小川未明

　大きな国と、それよりはすこし小さな国とが隣り合っていました。当座、その二つの国の間には、なにごとも起こらず平和でありました。

　ここは都から遠い、国境であります。そこには両方の国から、ただ一人ずつの兵隊が派遣されて、国境を定めた石碑を守っていました。大きな国の兵士は老人でありました。そうして、小さな国の兵士は青年でありました。

　二人は、石碑の建っている右と左に番をしていました。いたってさびしい山でありました。そして、まれにしか、その辺を旅する人影は見られなかったのです。

　初め、たがいに顔を知り合わない間は、二人は敵か味方かというような感じがして、ろくろくものもいいませんでしたけれど、いつしか二人は仲よしになってしまいました。

●音読終了 □分□秒　／　所要時間 □分□秒

◆ 次の空欄にあてはまる漢字を書きましょう。

① 住宅資金の [ ] り入れを、[ ] 行に相談する。

② プロとして、[ ][ ] のツアー初優勝を手にする。

③ [ ][ ] のかゆい所に手が届かない。

④ うっかり [ ] 眠りして、一駅の [ ] り過ごす。

⑤ 飛行機に [ ] 料を給 [ ] する。

⑥ 得意な [ ] 語を生かして、翻訳の [ ] の仕事をする。

⑦ 伝 [ ] の [ ] を競うコンクールが開かれる。

⑧ [ ] 辛料をたっぷり使って、カレーを [ ] る。

⑨ スーツケースの取り [ ] え防 [ ] に、目立つ色のベルトをつける。

⑩ 引っ [ ] しの前に、見取り [ ] を見て、家具の配置を決める。

第50日 126ページ ① 液晶 化粧 ⑥ 宝物 ② 拍手 ⑦ 環暖 ③ 拡張 持久 ⑧ 持久 ④ 取姿 ⑨ 固説 ⑤ 順通 ⑩ 健測

◆ 次の文章を声に出してできる限り速く一回読みましょう。

飛鳥の祈り　　　亀井勝一郎

推古天皇の御代、上宮太子が摂政として世を治めておられた飛鳥の頃は、私にとって最も懐しい歴史の思い出である。私ははじめ史書によってこの時代を学んだのではなかった。大和への旅わけても法隆寺から夢殿、中宮寺界隈への斑鳩の里の遍歴が、いつしか私の心に飛鳥びとの思慕をよび起したのである。

海岸を思わせる白砂と青松、その整然たる秩序を保った風光の裡に、千三百年のいにしえ、新しい信仰をめぐって百済観音や中宮寺の思惟の菩提しくの迷いと苦悩と、また法悦が飛鳥びとを明瞭に区ぎらえたか。私は法隆寺の土塀、この薩先を、幾たびかその面影をさぐってみた。瞑想の深さを法悦の高い調べを思ったりした。柔軟な思惟像に彼らの清純な姿に法悦の恍惚を偲び、頬に軽く指をほのぼのと思惟の菩先をふれた或は百済観音を思ったりした。

◆ 次の空欄にあてはまる漢字を書きましょう。

① 合成□□の靴やコートは、雨や傷に強い。

② □待されたパーティーに、夫人同□で出席する。

③ 心に□る言□を書き留める。

④ 明日は、かねてからの□□と対戦する。

⑤ □血の人には、鉄□を多く含む食材がおすすめだ。

⑥ お□の□を持って挨拶にうかがう。

⑦ 会場に□気な□楽が響き渡る。

⑧ 考古学の研究グループが、□文時代の□跡を調査する。

⑨ 次の連休に□戸の□理をする。

⑩ ドライバーからどうしても見えない範囲を□□という。

月　日

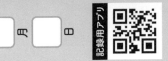
記録用アプリ

◆ 次の文章を声に出してできる限り速く一回読みましょう。

音読開始　時刻　分　秒

抱擁家族　　　　　　　　　　　　　　　　　　　　　　小島信夫

　三輪俊介はいつものように思った。家政婦のみちよが来るようになってからこの家は汚れている、と。

　家の中をほったらかしにして、台所にこもり、朝から茶をのみながら、話したり笑ったりばかりしている。応接間だって昨夜のままだ。清潔好きな妻の時子が、みちよを取締るのを今日も忘れている。自分の家の台所がこんなふうであってはならない。

　……

　しかし、しぶい顔をして俊介が台所へ姿を現したときには、彼の声だけは優しかった。

　「おい、時子、この前の旅行にいく話はどうなんだい。いっしょに行かないか」

　時子は、俊介から視線をそらした。そしてみちよに話しかけた。

音読終了　時刻　分　秒　／　所要時間　分　秒

133

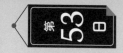

◆ 次の空欄にあてはまる漢字を書きましょう。

① □(しょう)進して、□(ほん)格的にボクサーの道に進む。

② 友人の□(し)集に□(みじか)い序文を書く。

③ 料理に□□(さとう)を入れすぎた。

④ 腐りやすい魚や肉を冷□(とう)庫に保□(ぞん)する。

⑤ □□(えんがわ)のある家が少なくなった。

⑥ スター選手の□(いん)退で、チームの□(じゃく)体化を心配する。

⑦ 青森のねぶた祭りで、□(ゆう)壮な山車が□(ね)り歩く。

⑧ 初□(ろう)の男性だが、□(おう)断歩道を渡る。

⑨ 地震が□(こう)き、物の耐震化を□(たて)進める。

⑩ 深刻な環□(きょう)問題への□(だ)開策が見つからない。

◆ 次の文章を声に出してできる限り速く一回読みましょう。

● 音読開始　□分□秒

風が強く吹いている

三浦しをん

環状八号線から、外側に向かって歩いて二十分ほどしか離れていないこの土地でも、夜になると空気は澄みわたる。天気のいい日の昼間には、しょっちゅう光化学スモッグの注意アナウンスが流れるのが嘘のようだ。小さな一軒家の建ち並ぶ住宅街は街灯もまばらで、ひっそりと静まり返っている。

一方通行の入り組んだ狭い道をたどりながら、清瀬灰二は空を見上げた。彼の故郷、島根の星空とは比べるべくもないが、それでもたしかに、細かい光の粒がそこにはあった。

流れ星でもあればいい。そう思っても、空は静かなままだ。

首もとを風が吹きぬけていく。もうすぐ四月になろうとしているが、夜はまだ寒い。

● 音読終了時刻　□分□秒　／　所要時間　□分□秒

◆ 次の空欄にあてはまる漢字を書きましょう。

① 食後のていねいな [　] [　] きで、口の中を健康にする。

② 修学旅行で [　] [　] ある寺を拝観する。

③ [　] [　] 下の奈落から、主役がせり上がる。

④ 素晴らしいハーモニーで、観客を [　] [　] する。

⑤ [　] [　] が、夜の校内を見回る。

⑥ 朝 [　] の [　] 集記事を読む。

⑦ [　] [　] 症で目がかゆくなる。

⑧ 彼の [　] 実な [　] 度には頭が下がる。

⑨ 国民健康保険証には、[　] 器提 [　] の意思表示欄がある。

⑩ [　] 用の丑の日にうなぎを食べて、[　] 養をとる。

第53日 134ページ ① 精 本 ② 詩 短 ③ 砂 糖 ④ 凍 存 ⑤ 縁 側 ⑥ 引 弱 ⑦ 勇 練 ⑧ 老 横 ⑨ 続 建 ⑩ 境 打

◆ 次の文章を声に出してできる限り速く一回読みましょう。

雪之丞変化　　三上於菟吉

晩秋の晴れた一日が、いつか黄昏れて、ほんのりと空を染めていた夕映も、だんだんに淡れて行く頃だ。

浅草今戸の方から、駒形の、静かな町を、小刻みな足どりで、御蔵前の方へと急ぐ、女形風俗の美しい青年――鬘下地に、紫の野郎帽子、襟や袖口に、赤いものを覗かせて、強い黒地の裾に、雪持の寒牡丹を、もっぱりと繍わせ、折鶴の紋のついた藤紫の羽織、雪駄をちゃらつかせて、供の男に、手土産らしい酒樽を持たせ、うつむき勝ちに歩むすがたは、手嬲女にもめずらしい臙だけを持っている。

静かだとはいっても、暮れ切れぬ駒形通り、相当人だしぬけに咲き出したような、この優すがたを見のがそう筈の往き来があるが、中でも、妙齢の娘たちは、だがない。

◆ 次の空欄にあてはまる漢字を書きましょう。

正答率 ［　　］

① 料金を精□（さん）すると、□（りょう）収書が出てくる。

② 産業□（はい）棄物の処理場を視□（さつ）する。

③ 退□（くつ）しのぎに□（たい）誌をめくる。

④ 父と同じ酪農で□（せい）□（けい）を立てる。

⑤ カラスがごみを□（ち）らかし、新たな悩みを□（か）えてしまう。

⑥ 桜もちの葉は、□（かお）り付けと□（かん）燥防止の効果がある。

⑦ □（じゅう）業員の募集□（こう）告を新聞に載せる。

⑧ 豊□（ふ）な経験を□（ぶ）器に、国際社会で活躍する。

⑨ コーラスのコンクールで、独□（しょう）を□（まか）される。

⑩ あわてていて、□（かい）段を踏み□（はず）してうになる。

第54日　136ページ
① 歯　磨　② 由　緒　③ 舞　台　④ 魅　了　⑤ 守　衛
⑥ 刊　特　⑦ 花　粉　⑧ 誠　態　⑨ 臓　供　⑩ 土　滋

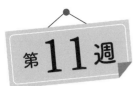

第11週 前頭葉機能検査 □月□日

Ⅰ カウンティングテスト

1から120までを声に出してできるだけ速く数えます。
数え終わるまでにかかった時間を計りましょう。

□ 秒

Ⅱ 単語記憶テスト

まず、次のことばを、**2分間**で、できるだけたくさん覚えます。

いかだ	げんそ	すきま	むげん	なじみ	きろく
たいら	いせき	つきみ	うなじ	めもり	りりく
りんぐ	きけん	みしん	ぬいめ	きごう	ねいろ
つくし	おがわ	みさき	うしろ	ねがお	のぞみ
きほん	ひつじ	あくび	どうろ	かがみ	ゆとり

覚えたことばを、裏のページの解答用紙にできるだけたくさん書きます。
2分間で、覚えたことばを、いくつ思い出すことができますか？

II 覚えたことばを、**2分間**で □□□ に書きましょう。

[単語記憶テスト解答欄]

語

III 別冊14ページの「**ストループテスト**」も忘れずに行いましょう。

◆　次の文章を声に出してできる限り速く一回読みましょう。

麦と兵隊

火野葦平

五月四日

晴れわたったよい天気である。

出発の武装をして馬淵中佐の部屋に行く。班長は、私が入って行くと、高橋少佐宛の書面と、任務に関する訓令書とを書いてくれ、蚌埠報道部の状態、前線に出ている報道部の区署などを丁寧に指示してくれた上、給仕辻嬢に命じて麦酒を取り寄せ、元気でひとつやって来てくれたまえ、と麦酒を抜いて注いでくれた。私はコップを取り上げ、溢れ立つ泡を大事なもののように噛みながら、先達来より馬淵班長から示されただけに一層何かに噛みながら、先達来より馬淵班長から示されただけに一層何かに深きから理解の心に思いたり、それだけに一層何かに深きから軽からぬ荷物が私の肩に載せられたような感懐を持った。

◆次の空欄にあてはまる漢字を書きましょう。

① 頂〔　〕から見た〔　〕海に感激する。

② 六十キログラムの米〔　〕を〔　〕ぐ。

③ 退職時期が近くなり、〔　〕〔　〕を整理する。

④ 教〔　〕本を〔　〕って、ギターを練習する。

⑤ 米国の株の〔　〕落が、日本の株式〔　〕場にも影響する。

⑥ 船の〔　〕〔　〕が港に鳴り響く。

⑦ 〔　〕診してくれる医者を〔　〕りにする。

⑧ 趣味で続けてきた〔　〕絵の〔　〕展を開く。

⑨ あの人は、人間としても〔　〕〔　〕な研究者だ。

⑩ 記録的な強さの〔　〕〔　〕が通り過ぎていった。

第55日 138ページ ① 算領 ② 廃察 ③ 屈雑 ④ 生計 ⑤ 散 ⑥ 香乾 ⑦ 従広 ⑧ 富武 ⑨ 唱任 ⑩ 階外 抱

◆ 次の文章を声に出してできる限り速く一回読みましょう。

何でも見てやろう　まあなんとかなるやろ　小田実

ひとつ、アメリカへ行ってやろう、と私は思った。三年前の秋のことである。理由はしごく簡単であった。私はアメリカを見たくなったのである。要するに、ただそれだけのことであった。

それ以外に言いようがない。先ず大上段にふりかぶって言えば、もっとも高度に発達した資本主義国、われわれの存亡がじかにそこに結びついている世界の二大強国の一で、よかれあしかれ、われわれの文明が到達した、もしくは行きつまった、その極限のかたち、いったいその社会がガタピシいっているとしたら、どの程度にガタピシなのか、確固としているなら、どのくらいにお家安泰なのであるが、それを一度しかとこの眼でたしかめてみたかった、とまあそんなふうに言えるであろう。

正答率

◆ 次の空欄にあてはまる漢字を書きましょう。

① プリプリした食感の□天は、食物□維が豊富だ。

② お□を減らしたら、□□機能の数値が良くなった。

③ 在庫の買い手を探して、□□を埋め合わせる。

④ 庭に仕事用の□れを□える。

⑤ 出力した資料の取□選□に時間がかかる。

⑥ □□の後に、雷鳴がとどろく。

⑦ 遭難した□□不明者の生存が確認される。

⑧ ドローンを用いた□□地くの配送サービスを計画する。

⑨ 日本の三大□流は静岡県、岐□県、高知県にある。

⑩ □科の医院の向かいに、新しい□ができる。

◆　次の文章を声に出してできる限り速く一回読みましょう。

長い時間をかけた人間の経験　　林京子

「満開の桜の花だ。花も咲けばやがては散りますねえ」と十七、八歳のおとめが、そうて詠嘆した先輩がいた。私も、さすがに笑い出しそうになったが、その下で、詠嘆した先輩がいた。花のトンネルを見上げて答えた。半

世紀も昔の話である。しかし、生きてみて、これ以上の本当の話は世の中にはない。あまりにも当たり前すぎる、と笑いたくなるのだが、後で、事の深さに気付いて愕然とする。

去年の九月の中旬。地面にも空にも盛夏の火照りが、まだ残っていた。私たち三人は、小さな山の裾に立っていた。頂には、この半島の、観音巡りの札所の一つである寺があった。

山は高くはないが、野生のぼけやつつじが茂って、寺の石段は、急な斜面を頂まで上っている。

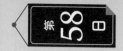

◆ 次の空欄にあてはまる漢字を書きましょう。

① 被災地に救援物資を□□する。

② いつもは□しい父も、孫たちには□大だ。

③ 庭に□えたチューリップの球根が□を出す。

④ 日□りで満開の□桜を見に行く。

⑤ 緊急手□の成功で、一□を取り留める。

⑥ □身なので、□上の物にも容易に手が届く。

⑦ □岳会のリーダーは、□人的なスタミナがある。

⑧ □□局で公共料金を支払う。

⑨ 検討結果を一□日中に□えると約束する。

⑩ □□の悪い味方チームの応援に駆けつける。

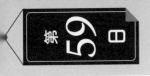

記録用アプリ

◆ 次の文章を声に出してできる限り速く一回読みましょう。

▲ 音読開始時刻 □分□秒

シュガータイム　奇妙な日記　　　　　　　小川洋子

　三週間ほど前から、わたしは奇妙な日記をつけ始めた。

　わたしはいつもそれを、夜、ベッドの中で書いた。眠りに落ちる直前まで待たないと、自分が何を食べてしまうか分からなかったからだ。このくらい食べるのはやめて、日記を書いてから眠ろうという区切りをつけるには、かなりのエネルギーを必要とした。えいっと掛け声をかけて立ち上がり、テーブルの上に広がった食べ物の残骸をかき集めていても、何となくもやもやとした満ち足りなさがわたしの中を漂っている。

　そのもやもやに深入りしないように、わたしはらいらいしてもぱきとチョコレートの銀紙を丸め、チーズの空き箱をつぶし、メロンの皮を流しに運んだ。

■ 音読終了時刻 □分□秒 ／ 所要時間 □分□秒

147

◆ 次の空欄にあてはまる漢字を書きましょう。

① 指導者としての器□を見□んで、彼を部長にする。

② 天□まである大きな本□を買う。

③ 単□な作業も、マニュアルを□って行う。

④ 国外へ□□した犯人を国際手配する。

⑤ 可能性を□めた新人を□用する。

⑥ 小学生の頃、□□と言われた。

⑦ 山□県は、南アルプスの地下水の□恵を受けている。

⑧ 砂浜で家族と□□狩りをする。

⑨ 歴□の知識を生かして、観光□内をする。

⑩ 公園の中□に図書館を□設する。

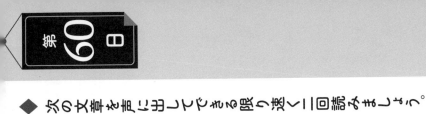

◆　次の文章を声に出してできる限り速く一回読みましょう。

音読開始　時刻　分　秒

老木の花　　白洲正子

世阿弥は花伝書の中で、父観阿弥の晩年の芸を評して、このようなことをいっている。

──手のこんだ能は、若い役者にまかせて、自分は軽いものをひかえ目に、色どりもなくて演じたが、「花はいやましに見えし也。これまことに得たりし花なるがゆえに、能は枝葉もすくなく、老木になるまで、花はちらで残りしなり」

「花」の定義はむつかしい。単に美しさといえば抽象的になるし、色気といっては生々しくひびく。やはり自然の花の、時を得て咲き、時が来れば散る、あの無心な姿のことをいったのであろう。観阿弥はそういう花のいわば種ともいうべきものを、長年の訓練によって身につけていたから、老年になっても、自在に舞台の上に咲かせることができた。

音読終了　時刻　分　秒　／　所要時間　分　秒

◆ 次の空欄にあてはまる漢字を書きましょう。

① 急□を□いた鋭い質問を浴びる。

② □し船に乗って、向こう□に行く。

③ 新しい□番□の視聴率がいい。

④ □先で□顔絵を描いてもらう。

⑤ パレードの□道には、警察□が配置される。

⑥ 最□で資格が取れる専門学校に□う。

⑦ □化した家具をカラフルに□装する。

⑧ 電気などの□用量は、検□員がメーターで確認する。

⑨ 新しい法□の□案作りに取り掛かる。

⑩ 舞台に立つより、□方の音□や照明の仕事が好きだ。

第59日 148ページ ①量 込 ②井 桁 ③純 守 ④逃 亡 ⑤央 秘 ⑥神 童 ⑦梨 恩 ⑧潮 干 ⑨史 案 ⑩央 建 登

【出典】

第1日〈9頁〉千羽鶴　川端康成…『川端康成全集第十二巻』（新潮社）

第2日〈11頁〉深夜の酒宴　椎名麟三…『現代の文学3　埴谷雄二　椎名麟三』（講談社）

第7日〈23頁〉人とつきあう法　礼儀について　河盛好蔵…『新潮文庫　人とつき合う法』（新潮社）

第8日〈25頁〉義貞の旗　安部龍太郎…『義貞の旗』（集英社）

第11日〈33頁〉しぐさの日本文化　多田道太郎…『しぐさの日本文化』（講談社）

第12日〈35頁〉パパのおくりもの　なだいなだ…『パパのおくりもの』（文春文庫）

第13日〈37頁〉青年の環　華やかな色彩　野間宏…『青年の環（二）』（岩波書店）

第14日〈39頁〉眠狂四郎京勝負帖　柴田錬三郎…『眠狂四郎京勝負帖』（廣済堂出版）

第15日〈41頁〉砂の上の植物群　吉行淳之介…『吉行淳之介全集6』（講談社）

第16日〈45頁〉アラスカ物語・氷原　新田次郎…『アラスカ物語　北極光　新田次郎』（新潮社）

第17日〈47頁〉こころの処方箋　河合隼雄…『新潮文庫　こころの処方箋』（新潮社）

第18日〈49頁〉ねむれ巴里　金子光晴…『ねむれ巴里　あふれ者ふたり　金子光晴』（中央公論社）

第20日〈53頁〉滝沢馬琴　杉本苑子…『文春文庫　滝沢馬琴（上）』（文藝春秋）

第21日〈57頁〉小僧の神様　志賀直哉…『新潮文庫　小僧の神様・城の崎にて』（新潮社）

第23日〈61頁〉神津牧場行　川端康成…『川端康成全集第二十七巻』（新潮社）

第25日〈65頁〉取り替え子　序章　田亀のルール　大江健三郎…『取り替え子』（講談社）

第26日〈69頁〉流星　お市の方　上　黒い瞳　永井路子…『文春文庫　流星　お市の方　上』（文藝春秋）

第27日〈71頁〉村の鍛冶屋　車谷長吉…『新潮文庫　業柱抱き』（新潮社）

第28日〈73頁〉虫のいろいろ　尾崎一雄…『岩波文庫　虫のいろいろ　他十二篇』（岩波書店）

第29日〈75頁〉十歳のきみへ　日野原重明…『十歳のきみへ――九十五歳のわたしから』（冨山房インターナショナル）

第31日〈81頁〉遠雷　立松和平…『遠雷』（河出書房新社）

第35日〈89頁〉重耳　沙中の黎明　宮城谷昌光…『重耳　上』（講談社）

第36日〈93頁〉佐久間象山　ペリーがおじぎした日本人　童門冬二…『佐久間象山』（実業之日本社）

第39日〈99頁〉絵合せ　庄野潤三…『昭和文学全集第21巻』（小学館）

第40日〈101頁〉恋ほおずき　諸田玲子…『中公文庫　恋ほおずき』（中央公論新社）

第41日〈105頁〉瑞枝さんの原付　長嶋有…『講談社文庫　夕子ちゃんの近道』（講談社）

第42日〈107頁〉初代トラちゃんの話　佐多稲子…『現代日本文学大系　初代トラちゃん』（集英社）

第43日〈109頁〉灰色の午後　佐多稲子…『群ようこ…』

第46日〈117頁〉土佐遊覧　井伏鱒二…『井伏鱒二全集2』（筑摩書房）

第48日〈121頁〉文学少女　木々高太郎…『日本探偵小説全集7』（東京創元社）

第49日〈123頁〉桃太郎侍　山手樹一郎…『颯爽登場！　第一話――時代ヒーロー初見参』（新潮社）

第53日〈133頁〉抱擁家族　小島信夫…『昭和文学全集第21巻』（小学館）

第54日〈135頁〉風が強く吹いている　三浦しをん…『風が強く吹いている』（新潮社）

第57日〈143頁〉何でも見てやろう　まあなんとかなるやろ　小田実…『講談社文庫　何でも見てやろう』（講談社）

第58日〈145頁〉長い時間をかけた人間の経験　林京子…『長い時間をかけた人間の経験』（講談社）

第59日〈147頁〉シュガータイム　奇妙な日記　小川洋子…『中公文庫　シュガータイム』（中央公論社）

第60日〈149頁〉老木の花　白洲正子…『白洲正子…精選女性随筆集七　白洲正子』（文藝春秋）

その他の収録作品のテキストについては、それぞれの作品の、もっとも信頼にたると思われる個人全集、校本等に基づき、数種の単行本、文庫本を参考に作成しました。

川島隆太教授の毎日楽しむ大人のドリル　脳を鍛える「音読・漢字」60日②

2020年1月24日　第1版1刷発行
2020年11月12日　第1版2刷発行

著者　　　　　川島隆太
発行人　　　　志村直人
発行所　　　　株式会社くもん出版
　　　　　　　〒108-8617　東京都港区高輪4-10-18
　　　　　　　京急第1ビル13F
　　　　　　　代表　　　　　　03-6836-0301
　　　　　　　営業部直通　　　03-6836-0305
　　　　　　　編集部直通　　　03-6836-0317
印刷・製本　　凸版印刷株式会社

装丁・デザイン　岸野祐美（京田クリエーション）
表紙イラスト　KINUE
本文イラスト　つまようじ・平井彩香（京田クリエーション）

©2020 Ryuta Kawashima/KUMON PUBLISHING Co.,Ltd.Printed in Japan
ISBN 978-4-7743-3035-8

わたしの脳トレ

◆ 音読所要時間・漢字の書き取り正答率

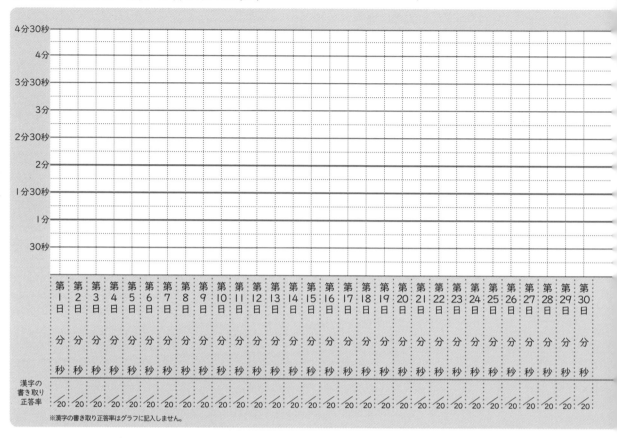

◆ 前頭葉機能検査

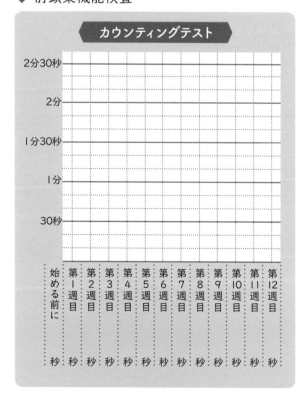

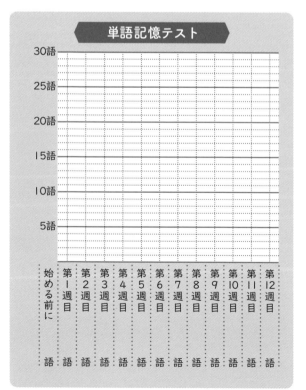